KB182080

매선투침요법

- 埋線과 透刺의 결합 -

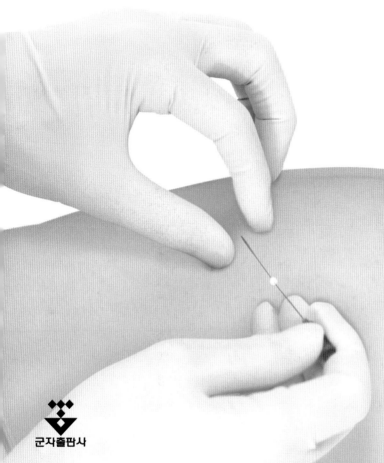

이병렬, 임윤경, 양기영 지음

군자출판사

매선투침요법

-埋線과 透刺의 결합-

첫째판 인쇄 | 2014년 2월 25일
첫째판 발행 | 2014년 2월 28일

지 은 이 이병렬 · 임윤경 · 양기영
발 행 인 장주연
출 판 기 획 장희성
편집디자인 박은정
표지디자인 김민경
발 행 처 군자출판사
등록 제 4-139호(1991. 6. 24)
본사 (110-717) 서울특별시 종로구 창경궁로 117(인의동 112-1) 동원회관 BD 6층
전화 (02) 762-9194/5 팩스 (02) 764-0209
홈페이지 | www.koonja.co.kr

* 파본은 교환하여 드립니다.
* 검인은 저자와의 합의하에 생략합니다.

ISBN 978-89-6278-852-5

정가 40,000원

Inter-Point Thread Embedding Acupunture

- Combination of Thread Embedding & Penetrating Acupunture -

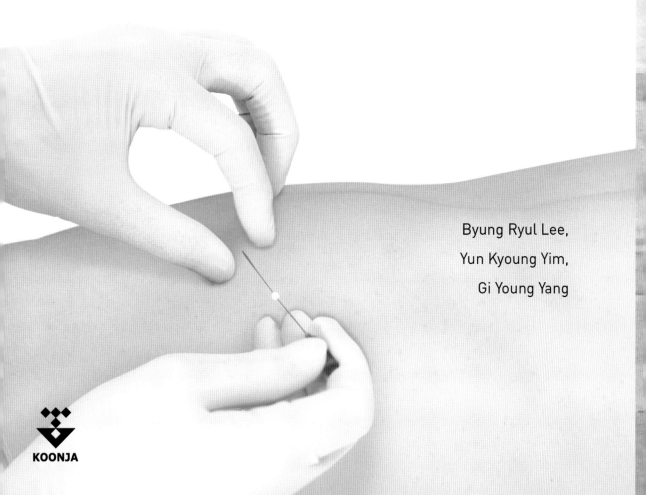

Byung Ryul Lee,
Yun Kyoung Yim,
Gi Young Yang

KOONJA

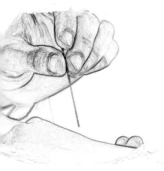

서 문 序文

　인류가 지구에 출현한 이후 질병은 늘 함께해 왔고, 질병치료의 역사도 그만큼 오래되었다. 인간은 다른 동물들과는 달리 본능을 떠나 지식과 경험을 축적하고 응용하면서 질병에 저항하였고, 그 결과를 의학이라는 치료학문으로 체계화하였으며, 지금 이 순간에도 과거에 치료하지 못하던 질병을 치료하기 위하여 끊임없이 연구하여 그 학문을 발전시켜 가고 있다.

　역사적으로 의학은 시대적, 지리적, 사회적, 문화적 여건에 따라 많은 영향을 받아왔다. 근대 이전까지의 발전 속도는 비교적 완만하고 정체된 감이 없지 않았으나, 현대에 들어오면서 하루가 다르게 변화하는 시대적 상황에 동승하여 의학도 빠르게 발전하고 있음을 실감할 수 있다.

　한의학, 그 중 鍼灸醫學 역시 인류의 역사와 함께하면서 오늘날까지 변화, 발전하고 있는 인류의 대표적인 문화자산이다. 석기시대에 '폄석(砭石)'이라 불리는 돌조각으로 치료를 시작하여 청동기시대와 철기시대를 거치며 그 시대에 사용할 수 있는 최첨단의 산물로 鍼을 만들어 질병을 치료하려는 시도가 있었고, 근현대에 이르러 침구(鍼具)와 鍼法은 과거의 어느 시기보다도 다양하고, 폭넓게 발전하였다. 전통적으로 전수되어 온 침법이 다양한 침구(鍼具)의 개발과 보급으로 임상에서 널리 전파될 수 있었고, 침치료에 전기, 자기, 광선, 초음파, 온열자극 등 다양한 자극을 결합하여 치료의 효과를 높일 수 있었다.

　침구의학의 발전은 치료 시간과의 관계에서도 나타났다. 유침시간을 늘려 치료효과를 높이려는 시도가 있었고, 이는 매침(埋鍼)이라는 방법으로 발전시키게 되었다. 금속제 침을 피하에 자입(刺入)해 놓는 피내침, 과립침 등의 방법이 개발되었고, 혈위에 금사(金絲)를 매입하는 금사주입법도 개발되었다. 그러나 유침시간의 연장이라는 장점 못지않게 활동시 불편감, 통증, 염증 발생 등의 단점이 있어 임상 활용에 제약이 되었다. 1960년대에 중국에서는 경혈(經穴)에 羊의 창자로 제작한 실을 매입해 놓는 치료 방법을 개발하였고, 이후 21세기에 들어 인체에 완전히 흡수되고 부작용이 거의 없는 polydioxanone 성분의 실로 재료를 변경하여 양장매선침(羊腸埋線鍼)의 단점을 해결하여 치료효과를 높일 수 있게 되었다.

　매선침(埋線鍼)은 기존의 침치료와 동일하게 경혈에 직자(直刺), 사자(斜刺) 또는 횡자(橫刺)하는 모든 치료가 가능할 뿐 아니라, 특히 임상에서는 2개 이상의 경혈을 한 번에 취혈하는 투자법(透刺法)과 결합시킴으로써 유침시간과 자극량을 시술자의 의도대로 조절하여 치료효과를 극대화 시킬 수 있게 되었다.

　매선침(埋線鍼)의 우수성이 임상에서 확인되고 있음에도 불구하고 치료 방법의 표준화와 임상시험 등의 많은 연구가 필요한 것도 현실이다. 이에 저자들은 기존의 침치료 방법을 응용한 매선침(埋線鍼)을 시술하면서 습득하게 된 작은 지식을 바탕으로 매선투침(埋線透鍼)의 방법을 정리하였다. 이것을 바탕으로 매선침이 한의학계 임상에서 많이 활용되어 더욱 발전할 수 있기를 바라마지 않는다.

부산대학교 한의학전문대학원 교수 이병렬

대전대학교 한의과대학 교수 임윤경

부산대학교 한의학전문대학원 교수 양기영

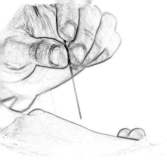

차 례 次例

제Ⅰ부_ 매선투침(埋線透鍼)의 개요

제Ⅱ부_ 매선투침혈위(埋線透鍼穴位)

가. 頭面, 頸項

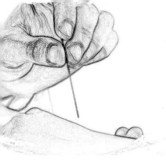

차 례 次例

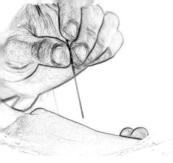

차 례 次例

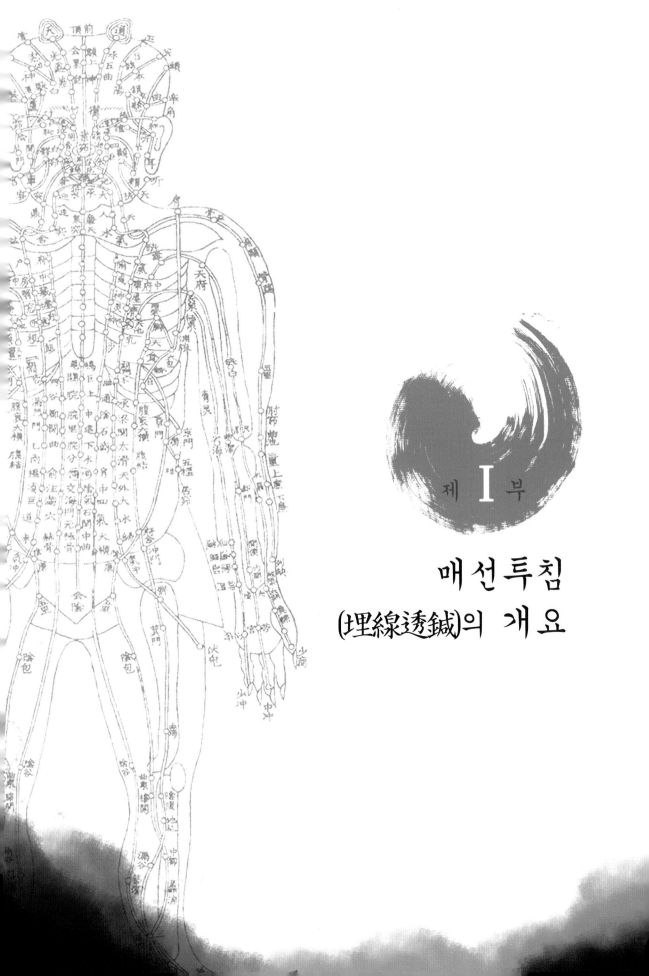

제 I 부

매선투침
(埋線透鍼)의 개요

1. 매선침(埋線鍼)의 배경과 역사

鍼治療는 인체의 經穴에 일정한 자극을 가하여 氣血 순환을 조절히고 질병을 치료, 예방히는 한의학의 주요한 치료방법이다. 한의학 서적에 침이 '砭石'이라 지칭되어 질병치료에 응용되기 시작한 이래 동물의 뼈(骨), 나무, 도기(陶器), 청동, 철 등으로 문명의 발전과 더불어 침구(鍼具)의 재료도 다양하게 발전되어 왔다.

침구(鍼具)의 가공 기술이 발전하면서 長, 短, 大, 小의 형태를 달리하여 치료 목적에 맞게 변화되었고, 일반적인 침의 형태 뿐만 아니라 按摩用의 圓棒과 割法用의 小刀 등, 여러 가지 모습을 갖추게 되었다.

『黃帝內經의 九鍼十二原篇』에 침의 형상 및 용도에 따라 '九鍼'이라 명명하여 각각의 용도를 설명하고 있다. 九鍼의 내용을 살펴보면, 피부를 淺刺하여 瀉血을 통해 頭部 및 신체의 熱證을 치료하는 데 쓰이며 길이가 1.6寸으로 鍼尖이 尖銳한 '鑱鍼', 체표를 문질러 分肉間의 氣滯를 치료하되 肌肉을 손상시키지 않으며 길이가 1.6寸으로 鍼體가 원주형이고 鍼尖이 卵圓形인 '員鍼', 經脈을 按壓하는 데 쓰이며 길이가 3.5寸이고 鍼頭가 黍栗形으로 둥글면서 약간 뾰족한 '鍉鍼', 瀉血을 위주로 하여 癰腫 熱病을 치료하는 데 쓰이며 길이가 1.6寸으로 鍼體가 圓柱形이고 鍼尖이 예리한 삼각형의 '鋒鍼', 癰膿의 割治에 사용하며 길이가 4寸으로 劍形인 '鈹鍼', 癰腫 痺症에 深刺하며 길이가 1.6寸으로 鍼頭는 크고 鍼體는 세소하며 둥글고 예리한 '員利鍼', 寒熱 및 痛痺를 치료하는 데 쓰이며 길이는 3.6寸이고 鍼體가 아주 가는 '毫鍼', 深刺하여 淺邪遠痺를 치료하는 데 쓰이며 길이가 7寸인 '長鍼', 瀉水하여 관절의 大氣를 취하는 데 쓰이며 길이가 4寸으로 鍼體가 굵고 둥글어 後에 火鍼으로 발전한 '大鍼' 등의 다양한 침구를 제시하고 있다.

이후 기술의 발전과 병행하여 침구(鍼具)의 모양 및 재료가 그 시대의 장점을 살릴 수 있는 최첨단의 도구로 만들어져왔고, 침치료의 방법 또한 발전된 침구를 활용할 수 있는 다양한 鍼法이 개발되었다.

近現代에 이르러 침의 제작 및 활용방법도 발달된 현대의 기술이 응용되면서 발전이 가속화되었다. 鐵을 다루는 기술의 발전은 鍼體의 두께가 매우 가는 침의 제작이 가능하게 되어, 현재는 용도에 따라 직경 0.2㎜부터 0.5㎜ 이상의 다양한 침이 임상에서 활용되고 있다. 또한 stainless steel 침의 보급은 환자의 안전 확보를 용이하게 하였으며, 1990년대를 지나면서 1회용 침의 일반화는 침치료 시 발생할 수 있는 감염의 우려와 부작용을 획기적으로 줄일 수 있는 계기가 되었다.

치료의 목적에 따라 침 자극 방법 또한 다양화 되었다. 전신을 치료 대상 부위로 하는 고전적인 침치료 방법에서 耳鍼, 頭鍼, 面鍼, 鼻鍼, 手鍼, 足鍼, 舌鍼, 眼鍼, 人中鍼, 腕踝鍼, 第2掌骨側鍼 등 인체의 일부분을 통하여 전신 질환을 치료하는 分區鍼法이 발달되었고, 현대 문명의 산물을 침에 적용하는 電鍼, 穴位磁氣療法, 穴位光線療法, 穴位音波療法, 穴位冷溫療法, 穴位藥物ion導入療法 등 다양한 자극 방법이 침 치료와

결합되기에 이르렀다. 특히 藥鍼療法의 도입은 刺鍼과 약물의 효능을 이용해 생체의 기능을 조정하고 병리상태를 개선시켜 질병을 치료하는 새로운 방법으로 자리 잡게 되었다. 이는 치료에 필요한 물질을 경혈 및 민감점 등을 통해 체내에 주입함으로써 침치료의 새로운 장을 열게 하였다.

鍼을 다루는 기술의 발전은 가늘고 긴 침의 제작을 가능하게 하였고, 이는 1회 시술로 2개 이상의 經穴을 자침하는 방법, 즉 透刺法의 시행을 용이하게 하였으며, 그 치료효과가 우수함을 인지하게 되었다. 하지만 시술시 강자극에 의해 환자에게 발생하는 통증 또한 극복해야 할 문제점으로 제기되었다.

침 치료의 효과를 극대화하기 위해 자침 후 留鍼하는 방법도 발달되었다. 고전에 나타난 留鍼 시간은 당시 여건의 한계로 지금에 비해 매우 짧았을 것으로 추측된다. 현재 임상에서 유침 시간은 짧게는 10분에서 15분, 길게는 30분에서 1시간 정도를 시행할 정도로, 유침이 일반화되었다.

留鍼 시간을 늘리고 치료 자극을 연장할 필요에 따라 피내에 침을 매입하는 방법, 즉 埋鍼 요법이 고안되었고, 이는 皮内鍼, 耳鍼 등의 방법으로 발전되었다. 그 중 耳鍼은 耳廓이라는 특수성, 즉 활동시 불편함이 적고, 안전하고, 부작용이 적은 부위라는 장점 때문에 현재 임상에서 널리 활용되고 있는 치료법으로 정착되었다. 하지만 피내침은 시술 후 일상생활에서의 불편함, 통증 등의 문제점이 있었다.

매선침 요법은 1960년대 초에 중국에서 시술되기 시작했다. 초기에 양장선(羊腸線)을 이용하여 시술 후 체내에 흡수되고, 조작이 간편하고, 지속적인 경혈을 자극할 수 있고, 필요한 여러 개의 경혈을 자극하여 우수한 치료효과를 기대할 수 있었다. 이에 따라 양장선(羊腸線)을 자입(刺入) 할 수 있는 특수한 매선침 침구(鍼具)를 제작하여 사용하게 되었다.

현재는 양장선(羊腸線)을 대신하여 간편하고, 보존이 쉬우며, 소독이 용이하고, 인체에 무해하며, 흡수분해되어 배출이 가능한 polydioxanone 성분의 실을 활용하며, 침구(鍼具) 또한 실의 자입(刺入) 시 통증유발이 적고, 자입(刺入) 방향의 전환이 용이하며, 1회용으로 환자의 안전을 보장할 수 있는 바늘 형태의 기구를 이용하게 되었다.

2. 매선침(埋線鍼)의 치료기전

✿ 물리적 자극 효과

1) 혈위 자극 효과

체표의 경혈은 경락을 통하여 장(臟)과 부(腑)에 연결된다. 따라서 경혈의 자극은 경락을 통하여 장부(臟腑)로 전해져 궁극적으로 장부(臟腑)의 기혈(氣血)을 조절하고, 음양의 평형을 정상화시킴으로써 병리 상태를 생리 상태로 전환시킨다.

매선침 시술시 일차적으로 경혈에 대한 침자극 효과를 발생시켜 질병치료가 가능하다. 또한 시술시 동반되는 수기(手技) 자극을 통해 산창감(酸脹感)이 유발되고 득기(得氣)에 도달할 수 있으며, 제삽(提揷), 염전(捻轉) 등의 수기(手技) 시 발생되는 비교적 강한 자극은 자침과 동일한 혈위 자극 효과를 기대할 수 있다.

2) 매침(埋鍼) 효과

선택된 혈위에 실을 자입(刺入)함으로써 철제침의 매침(埋鍼) 시 발생되는 불편감이나 부작용은 최소화할 수 있고 매침(埋鍼)의 효과는 극대화할 수 있는 장점이 있다. 일반적으로 침치료 시 자극 시간을 늘리는 것은 치료효과를 증강시킬 수 있는 한 방법이 된다.

매선침은 경혈의 자극 시간과 자극 강도를 자유롭게 조절함으로써 급성병, 만성병, 실증(實證), 허증(虛證) 등, 모든 병증에 대처가 용이하다.

인체 내에 매입한 실은 일반적으로 연화, 분해, 액화되면서 체내에 생물학적, 화학적, 물리적 자극을 통하여 3-4주 정도 자극시간을 유지할 수 있다.

3) 할치(割治) 효과

매선침 시술시 자연스럽게 발생되는 침첨부(鍼尖部)에 의한 피부절단, 피하조직에 가해지는 물리적 자극은 자연스럽게 할치(割治) 효과를 유발한다. 특히 매선침 치료법 중 절매법(切埋法), 할매법(割埋法) 등의 수기법(手技法)에서는 할치(割治)효과를 통하여 소량의 피하지방을 제거하며, 강한 침감(鍼感)을 발생시키고, 치료 목표로 하는 심부 조직에 자극을 강화할 수 있다

4) 자혈(刺血) 효과

『黃帝內經 靈樞 九鍼十二原』에서 '宛陳則除之' 라 표현한 이래 정상적인 순환을 방해하는 부분에서 울체(鬱滯)된 것을 제거하는 방법, 즉 사혈(瀉血), 자혈(刺血)의 방법이 질병치료에 다용되고 있다. 경혈, 경락, 혈락(血絡)에서 소량의 혈액을 사혈(瀉血)함으로써 피하의 어혈(瘀血)을 제거하고, 기혈(氣血) 순환을 활성화시키고, 혈관질환을 완화시키고, 인체의 면역기능을 조절하여 질병에 대한 방어기전을 증강시킬 수 있다.

매선침 시술시 동반될 수 있는 출혈을 적절히 조절하여 자혈(刺血)효과를 극대화하여 문제가 생긴 부위의 경락을 소통시키고, 나아가 장부경락(臟腑經絡)기능을 조절함으로써 치료효과를 향상시킬 수 있다.

🏵 화학적 자극 효과

매선침 시술시 사용되는 침에 의해 국소 조직의 손상을 유발하게 된다. 이러한 자극은 경혈에 득기감(得氣感)을 유발하고, 기계적 자극에 의해 손상을 받은 일부 세포 등에서 화학 인자를 발생시키고, 염증반응이 유발된다. 이후 국소의 생리적 변화와 손상된 부위의 회복 과정을 통해 질병 회복의 여건이 조성된다.

이는 물리적 자극 이후 열이 발생하고, 소혈관이 확장되고, 림프 순환이 원활해져 신진대사 능력이 향상되고, 체액 순환이 활발해지면서 병리적인 산물이 배출되는 과정을 통해 국소의 조직단백이 분해되고, 말초신경전달이 증가되며, 혈관신경의 활성물질이 증가되고, 통증유발물질이 감소하게 된다. 이러한 국소의 변화는 전신에 영향을 미쳐 손상된 조직을 회복하고, 질병을 치료하는 작용을 하게 된다.

또한 체내에 매입한 실에 의해 발생하는 화학적 자극도 질병치료에 영향을 미칠 수 있다

3. 매선침(埋線鍼)의 재료 및 조작방법

🏵 매선 침구

길이 3㎝ - 12㎝, 굵기 22G-29G의 매선침을 이용한다

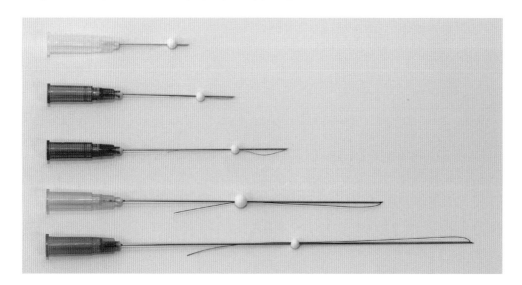

🏵 매선 실

Polydioxanone을 원료로 한 6㎝ - 24㎝의 실을 이용한다.

Polydioxanone은 colorless, crystalline, biodegradable synthetic polymer로 monomer p-dioxanone의 링이 열과 organometallic catalyst에 의해 끊어진 후 연속적인 ester-ester 결합으로 만들어진 polymer이다. Hydrolysis에 의해 분해되어 주로 소변으로 배출되며, 남은 일부는 호흡을 통해 CO_2로 배출된다. 주로 성형수술, 심장수술 등에서 봉합사로 많이 사용되고 있으며, 생분해는 6개월 정도 소요된다.

🌸 시침(施鍼) 부위의 소독

시침(施鍼) 부위를 결정한 후 적절한 체위를 선택하고 시침(施鍼) 부위 경혈을 중심으로 Povidone Iodide Solution을 이용해 피부를 광범위하게 멸균 소독한다.

🌸 조작 방법

매선침 요법은 가느다란 선을 혈위에 매입하는 침법으로, 시술시 철저한 소독, 조작방법의 숙련, 적절한 시술 기구 등이 요구된다. 또한 환자의 체위가 적합해야 하며 혈위 선정이 적절하고 정확해야 충분한 치료 효과를 기대할 수 있고, 안전을 유지할 수 있다

매선침 조작 방법은 주선법(注線法), 천선법(穿線法), 식선법(植線法), 절매법(切埋法), 찰매법(扎埋法), 할매법(割埋法) 등으로 대별되며, 현재 임상에서 주로 사용되는 것은 주선법과 식선법을 응용하여 발전시킨 방법이다.

1) 절피(切皮)

매선침을 이용해 피부를 절파(折破)한다. 가능한 한 피부에 직자(直刺)하여 절피(切皮)시 발생할 수 있는 통증을 줄이고 불필요한 상처의 크기를 줄인다.

2) 행침(行鍼)

자침의 각도에 따라 직자(直刺), 사자(斜刺), 횡자(橫刺)의 방법을 모두 활용할 수 있다. 단, 선을 매립하여 유지한다는 상황을 고려하여 목적에 맞게 진행시킨다.

직자(直刺)는 비교적 운동성이 적은 부위, 또는 관절이나 근육의 운동으로 발생하는 불편함이나 자극이 적은 부위에 활용된다.

횡자(橫刺)는 피하나 지방층, 또는 운동시 장애가 되지 않는 부위에 시술함이 적당하며, 근막에 시술할 경우 근섬유와 같은 방향으로 매입한다.

사자(斜刺)는 인대나 관절낭 주위에 일정한 목적으로 시술하는 경우가 많으며, 역시 운동시의 불편을 고려하여 시술한다.

3) 퇴침(退鍼)

목표 지점까지 행침(行鍼)한 후 퇴침(退鍼)하는데, 그 속도는 빠르고 부드럽게 시행하여 불필요한 자극

이 발생하지 않도록 주의한다. 횡자(橫刺) 시에는 왼쪽 손으로 침첨(鍼尖) 부위를 안압(按壓)하여 실을 고정시키고 행침(行鍼) 방향과 반대로 퇴침(退鍼)시킨다.

4) 퇴침(退鍼) 후 처치

퇴침(退鍼) 후 발행할 수 있는 출혈에 대비하고 행침(行鍼) 시 혈관 손상으로 인하여 출혈량이 많을 경우 혈관손상 부위 및 출혈부위를 압박하고 출혈이 멈춘 후 멸균소독을 시행한다. 퇴침(退鍼) 후 실이 체표에 남아있는 경우 멸균 가위를 이용하여 짧게 잘라내고 매선을 실시한 부위의 피부를 잡아당겨 일부 남은 실이 체내로 들어갈 수 있도록 한다.

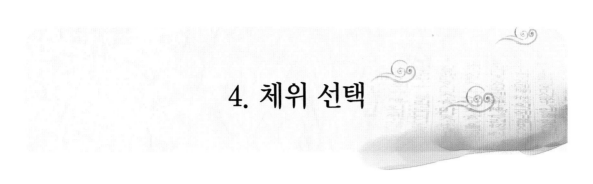

4. 체위 선택

매선침 요법의 取穴 및 조작을 위해 적절한 체위를 선택하는 것이 중요하다. 이를 통해 환자를 편안하게 하고 훈침(暈鍼)을 감소시킬 수 있다. 주로 좌위(坐位) 및 와위(臥位)를 취하며, 환자의 체질, 병정(病情), 심리상태에 따라 결정한다. 질병이 중하거나 환자가 극도로 약하거나 정신 긴장이 심한 환자는 와위(臥位)를 취하게 한다.

✿ 좌위(坐位)

앉아서 取穴하는 방법으로 두부(頭部), 견부(肩部), 배부(背部), 상지부(上肢部)의 取穴에 사용한다. 주로 근육의 결을 따라서, 상부에서 하부로 행침(行鍼)할 때 좌위(坐位)를 취한다.

✿ 앙와위(仰臥位)

천장을 보고 누워서 取穴하는 방법으로 두부(頭部), 안면부(顔面部), 경전부(頸前部), 흉부(胸部), 상하지(上下肢)의 내외측 및 전면부 取穴에 활용하며, 만성질환자 및 신체 허약자에게 사용한다. 주로 체간(체간)에서 사지측으로, 부위에 따라 상부에서 하부로 혹은 하부에서 상부로 행침(行鍼)할 때 앙와위(仰臥位)를 취한다.

✿ 복와위(腹臥位)

엎드려서 取穴하는 방법으로 후두부(後頭部), 경부(頸部) 뒤쪽, 배부(背部), 견부(肩部), 상지부(上肢部) 요부(腰部) 및 하지부(下肢部) 뒤쪽의 경혈에 활용한다. 배부(背部), 견부(肩部), 상지부(上肢部) 등에 취혈시 좌위(坐位)를 선택하기도 하나, 훈침(暈鍼) 예방을 위해 복와위(腹臥位)를 사용하면 더욱 안전하다. 매선침을 시술할 부위에 따라 경부(頸部), 흉부(胸部), 복부(腹部) 등에 베게를 받쳐 시술이 용이하도록 자세를 취한다.

🌸 측와위(側臥位)

측두부(側頭部), 경항측부(頸項側部), 측협부(側脇部), 측대퇴부(側大腿部)의 取穴에 활용하며 대부분 足少陽膽經의 取穴에 사용한다. 약간의 자세 변동에 따라 穴位의 변동이 많을 수 있다는 점을 고려하여야 한다.

5. 선혈(選穴) 방법

근위선혈(近位選穴), 원위선혈(遠位選穴), 수증선혈(隨證選穴)의 세 종류로 나눌 수 있다.

1) 近位選穴

이는 병변(病變)의 부위를 근거로 선혈(選穴)하는 방법으로, 병변(病變) 부위에 가까이 위치한 경혈이나, 병변(病變)이 있는 臟腑의 체표부위에 위치한 경혈을 취하는 것이다.

예를 들어 腕痛에 陽池(TE4), 合谷(LI4), 外關(TE5)을, 肘痛에 曲池(LI11), 尺澤(LU5), 手三里(LI10)를, 膝痛에 犢鼻(ST35), 陰陵泉(SP9), 陽陵泉(GB34)을 取하거나, 胃病에 中脘(CV12), 章門(LR13)을, 膀胱病에는 關元(CV4), 中極(CV3)을 取하는 등이다.

매선침 시술시에는 患處에 중요한 臟器나 大血管이 있는지, 또한 患處에 시술이 불가능한 상황이 있는지를 주의 깊게 살펴야 한다. 시술 부위의 상황에 적합하게 선의 길이와 수를 조절하여 자극량을 결정한다. 매선침의 특성상 시술 길이가 길어지거나, 손상을 받은 장부(臟腑)나 조직에 직접 또는 근접하여 자입(刺入)하는 상황이 발생되기도 하며 이러한 경우에는 각별한 주의를 요한다.

2) 遠位選穴

이는 경락의 유주를 근거로 선혈(選穴)하는 방법으로, 병변(病變) 부위를 순행하는 경락의 소속 경혈을 취하는 것이다.

예를 들어 牙痛에 下齒로 入하는 手陽明大腸經의 合谷(LI4)과 上齒로 入하는 足陽明胃經의 內庭(ST44)을 取하거나, 疝痛에 外陰部로 走하는 足厥陰肝經의 行間(LR2)을 取하거나, 咽喉病에 手太陰肺經의 列缺(LU7)을 取하는 등이다.

매선침 치료시, 경맥의 순환과 관련된 일반적인 침치료 방법과 유사한 방법으로 대부분의 경혈에 취혈이 가능하다. 단, 매선의 특성상 사지 말단 부위의 경혈 중에는 직자(直刺)하기 어려운 경혈들이 있으며, 이런 경우 선정된 경혈이 순행하는 경락을 따라 투자(透刺)하는 방법을 선택할 수 있다.

3) 隨證選穴

이는 病證의 속성과 經絡經穴의 효능을 근거로 선혈(選穴)하는 방법이다.

예를 들어, 無汗에 升散開通發汗의 효능이 있는 合谷(LI4)을 취하거나, 嘔血에 淸熱凉血止血의 효능이 있는 勞宮(PC8)을 취하거나 痰多에 祛濕化痰의 효능이 있는 豊隆(ST40)을 取하는 등이다.

수증선혈에 의해 선정된 경혈의 대부분에 매선침 시술이 가능하다. 직자법(直刺法)과 횡자법(橫刺法)을 모두 사용할 수 있으며, 근육에 직자(直刺)하는 경우 길이가 짧은 것을 선택하여 시술 후 동작 시 불편함을 최소화할 필요가 있다.

6. 매선침(埋線鍼)과 투혈자법(透穴刺法)

🌸 투혈자법(透穴刺法)

투혈자법(透穴刺法)은 투혈침법(透穴鍼法), 투자법(透刺法), 투침법(透鍼法)이라고도 하며, 각각 다른 방향, 각도 및 심도(深度)를 활용하여 두 개 이상의 穴位에서의 동일한 鍼作用으로 刺鍼 강도를 증가시키는 방법이다. 투혈자법(透穴刺法)은 적은 刺鍼으로 많은 穴位를 자극하므로, 鍼刺의 고통은 경감시키되 여러 穴位의 협동작용을 이용하여 치료의 목표를 달성할 수 있다.

楊繼洲는 《鍼灸大成玉龍歌楊氏注解》 중에 매우 많은 유효한 투혈자법(透穴刺法) 운용 실례를 기술하였는데, 合谷(LI4)과 勞宮(PC8)을 투자(透刺)하여 偏頭痛을, 印堂(EX-HN3)과 攢竹(BL2)을 투자(透刺)하여 小兒驚風을, 瞳子髎(GB1)와 魚腰(EX-HN4)를 투자(透刺)하여 目紅腫痛을, 地倉(ST4)과 頰車(ST6)를 투자(透刺)하여 口眼喎斜를, 間使(PC5)와 支溝(TE6)를 투자(透刺)하여 瘧疾을, 膝關(LR7)과 膝眼(EX-LE5)을 투자(透刺)하여 膝腫痛을, 液門(TE2)과 陽池(TE4)를 투자(透刺)하여 手臂腫痛을, 列缺(LU7)과 太淵(LU9)을 투자(透刺)하여 風寒咳嗽를 치료한다고 하였다.

투혈자법(透穴刺法)은 자침의 각도에 따라 '直透法'과 '橫透法'으로 구분할 수 있는데, 直透法은 주로 四肢 내·외측이나 전·후측의 서로 대응하는 穴位에 사용하며, 橫透法은 주로 각 부위별 상하 혹은 좌우 穴位 간에 사용된다.

또한 투혈자법(透穴刺法)은 투자(透刺)하는 두 경혈의 관계에 따라 다음과 같이 분류할 수도 있다.

1) 동일 經脈의 경혈 透刺(예: 地倉透頰車, 列缺透太淵 등) : 本經의 經氣를 소통시킴으로써 해당 經脈의 질환에 대한 효과가 뛰어나다.
2) 인근 經脈의 경혈 透刺(예: 風池透風府, 印堂透攢竹 등) : 국부의 經氣를 소통시킴으로써 국부 증상에 대한 개선 효과가 뛰어나다.
3) 상응하는 陰陽 經脈의 경혈을 透刺(예: 陽陵泉透陰陵泉, 內關透外關, 合谷透勞宮 등) : 상응하는 陰陽 經脈을 조화시킴으로써 전신증상과 원위부(遠位部) 질환에 대한 치료 효과가 뛰어나다.

투혈자법(透穴刺法)의 장점

1) 자극량을 강하게 하고, 사용하는 경혈 수를 감소시킴으로써 환자로 하여금 다수의 경혈을 取穴하여 발생할 수 있는 자침 시 고통을 감소시킨다.
2) 만성질환, 고질적인 질환에 효과가 좋다.(만성 요통, 좌골신경통 등)
3) 처방을 기억하고 운용하기 편리하다.
4) 동일 경락 혹은 인근에 있는 특효 혈위에 동시 取穴이 가능하다.

투혈자법(透穴刺法)의 주의사항

1) 자극량이 비교적 강하므로 고령자, 신체허약자에게는 부적합하며 훈침(暈鍼)이 발생하기 쉽다.
2) 침자시 자침속도를 서서히 하는 것이 좋다. 제삽(提揷) 등의 자극을 빠르게 하는 것을 삼가고, 발침(拔鍼) 시 자침방향과 같은 방향으로 발침(拔鍼)한다.
3) 출침(出鍼) 후 자침부위를 막아주고 압력을 가해 출혈과 혈종(血腫)을 방지한다.
4) 주요 장기(臟器)나 기관(器官) 및 그 주위를 통과하는 투혈자법(透穴刺法) 시술 시 매우 주의하여 장기(臟器)의 손상을 방지한다.
5) 만침(灣鍼), 체침(滯鍼), 절침(切鍼), 훈침(暈鍼) 등이 발생 시 일반 침치료 시와 동일하게 대처한다.

매선침(埋線鍼)과 투혈자법(透穴刺法)의 결합

1) 투혈자법(透穴刺法)의 장점을 활용할 수 있고, 자극의 강약 조절이 용이하다.
2) 일반 침치료에 비하여 치료 횟수를 줄일 수 있어 환자의 불편을 감소시킬 수 있다.
3) 피내침 등 철제침의 매침(埋鍼)시 발생할 수 있는 단점을 보완할 수 있다.
4) 수기법(手技法)을 잘 익히면 비교적 굴곡진 부위에도 시술이 가능하다.

7. 매선투침(埋線透鍼)의 적응증

매선투침의 적응증은 매우 광범위하다. 일반 침자요법으로 치료하는 대부분의 질환에 응용할 수 있다. 문헌과 임상에서 활용되고 있는 상황을 참고하여 적응증을 정리하면 다음과 같다.

1) 동통성질환

가) 신경성 통증, 만성 통증, 각종 염증성 통증, 내부 장기에서 발생하는 통증(심통, 위완통 등)
나) 두통, 삼차신경통, 편두통
다) 요통, 좌골신경통, 관절염으로 인한 통증

2) 기능성질환

가) 내분비성 질환, 내장기능실조
나) 각종 현훈, 무도증(舞蹈症), 신경기능상실증
다) 부정맥, 고혈압,
라) 신경쇠약, 불면, 전간(癲癎), 정신분열증
마) 기능성자궁출혈, 월경부조, 음위(陰痿), 유정(遺精), 불임증
바) 근육경련, 안면신경마비, 인후부 이상감각증

3) 만성질환

가) 내과의 기관지염, 기관지효천, 만성위염, 위 및 십이지장궤양, 위하수, 중풍, 만성 충수염, 담낭염 등
나) 외과의 경추병, 견관절주위염, 관절질환 등
다) 부인과의 월경부조, 대하(帶下), 불임증, 자궁출혈, 갱년기증후군
라) 소아과의 백일해, 유뇨, 아동다운증후군
마) 피부과의 건선, 신경성피부염, 담마진(蕁痳疹) 등
바) 안이비인후과의 비염, 안과질환, 이명, 이롱(耳聾) 등
사) 광범위한 정신신경과 질환 등

4) 기타

유행성감모, B형 및 A형 간염, 심통, 백일해, 폐결핵 등

8. 매선투침(埋線透鍼)의 금기증 및 주의사항

🌸 매선투침의 금기증

일반적으로, 인체에서 神闕(CV8), 乳中(ST17) 등의 매선침 시술을 할 수 없는 혈위를 제외하고 절대적으로 금기시되는 혈위는 없다. 단, 조심스럽고, 세밀하고, 숙련된 조작방법을 통해 정확하게 매선의 방향, 각도와 심도를 조절하는 것이 중요하다.

1) 5세 이하 아동 환자는 신중하게 활용한다.
2) 중한 심장병환자는 신중하게 사용한다. 시술시 강자극을 피하고 매입하는 실의 길이가 짧은 것을 선택한다.
3) 정신긴장, 과로 혹 굶주린 자는 매선을 금하거나 신용하고, 훈침(暈鍼)이 발생하지 않도록 조심한다.
4) 습관성유산이 있는 부녀자는 금한다.
5) 임산부는 요복부와 合谷(LI4), 三陰交(SP6) 등 임산부 금침 혈위에 매선하면 안되고, 월경기에는 신용한다.
6) 피부파손처에는 매선을 금한다. 감염 등을 유발할 수 있기 때문이다.
7) 관절강내에는 매선을 하면 안 된다. 관절활동에 영향을 주고 관절강내 감염이 발생할 수 있기 때문이다.
8) 금침(金鍼) 시술 부위에는 매선을 금한다.
9) 출혈경향이 있는 환자는 신중하게 시술한다.

🌸 매선투침의 주의사항

1) 무균 조작하여 감염이 발생하지 않도록 한다.
2) 매선침의 실은 지방조직에 매입할 경우 신중하게 결정한다. 지방이 액화될 수 있기 때문이다. 또한 실이 피부 외면으로 노출되지 않도록 한다. 감염되어 국소 부위가 화농되거나 실 끝이 노출되어 있을 경우 실을 뽑고 농액을 빼고 외부에 항감염처리를 해야 한다.
3) 매선의 각도와 심도를 정확하게 하지 못하여 내장, 척수, 대혈관과 신경간 등을 손상시켜서는 안된다.
4) 특정 혈위 자극을 강하게 하기 위하여 여러 개의 매선을 시술할 경우, 해당 혈위에 중복하여 시술하지

말고 혈위 가까이에 간격을 두어 시술한다.

5) 머리와 눈 부위는 혈관이 풍부하고 쉽게 출혈되므로, 매선침 시술시 침을 완만히 진행시켜야 하고, 출침(出鍼) 후에 마른 거즈로 안압(按壓)하여 출혈과 피하 혈종(血腫)이 생기는 것을 방지한다.

6) 시술 후 반응에 유의하여, 이상 현상이 있으면 응급처치를 해야 한다.

7) 매선침 시술 후 3-7일을 휴식해야 하며, 시술 당일 매선 부위에 물이 닿지 않도록 주의한다. 감염이 있으면 발생될 수 있는 염증에 대해 철저히 소독한다.

8) 매선침을 시술하고 나서 환자의 증상이 경감된 후, 1-2회 재시술 하여 효과를 확고하는 것이 좋다. 만성병은 3-4회 시술 후 효과가 나타나는 경우가 많다.

9. 매선침(埋線鍼)의 현재와 미래

매선침 요법은 고대 침구학의 특징과 장점을 계승 발전시킨 것이다. 침법상으로 일반 침법의 부족한 점을 보완함으로써, 치료 효과를 높이고 치료 범위를 확대시켰다. 최근들어 매선침 요법은 침구 치료법의 독립적인 한 분야로 발전하기에 이르렀다.

중국에서 1960년대부터 매선침 요법이 임상에서 활발하게 활용되기 시작한 이래, 많은 임상을 거치면서 대량의 경험이 쌓이게 되었고, 매선침 요법의 응용범위가 확대되고 난치성 만성 질환과 허증(虛證)의 한계를 넘어, 급증(急證), 실증(實證) 등 각종 질병으로 확대되었다. 근골격계 질환, 전염성질환, 내과, 부인과, 소아과, 정신신경과, 피부과, 오관과 등 광범위하게 활용되고 있고, 최근에는 안면성형, 미용 등에도 활용도가 높아지고 있다.

국내 한의학계에서 매선침 요법이 임상에서 다양하게 사용되면서 그 치료효과가 입증되고 있으나, 아직까지 체계적이고 객관적인 연구가 부족하고, 침구(鍼具), 조작방법 등에 대한 표준화가 필요한 실정이다.

매선침(埋線鍼)은 기존 침치료시 유침 시간의 제약에 대한 한계를 극복할 수 있으며, 매선침 시술시 사용되는 실의 두께와 개수를 조절함으로써 자극량의 조절이 용이하고, 피내침 시술에서 발생하는 활동시 불편함을 줄여줄 수 있다는 장점을 가지고 있다. 향후 매선침의 장점과 기존의 침치료를 결합함으로써 침치료의 치료범위를 확대하고, 치료율을 향상시킬 수 있을 것으로 기대된다.

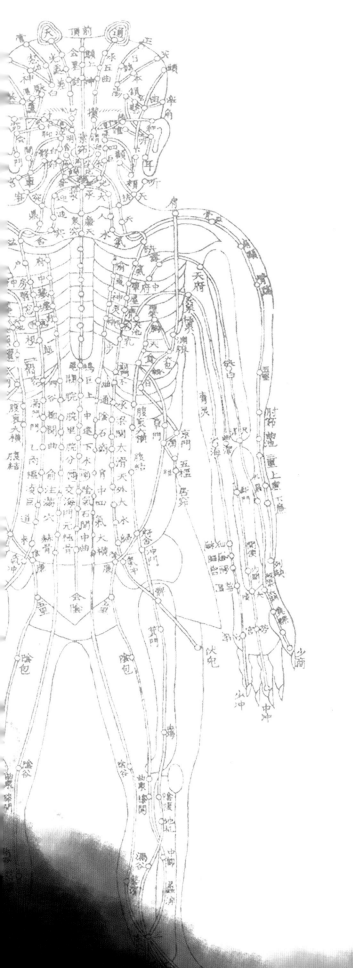

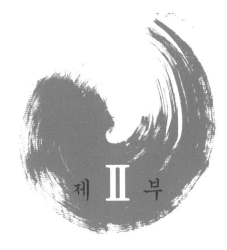

제 II 부

매선투침혈위
(埋線透鍼穴位)

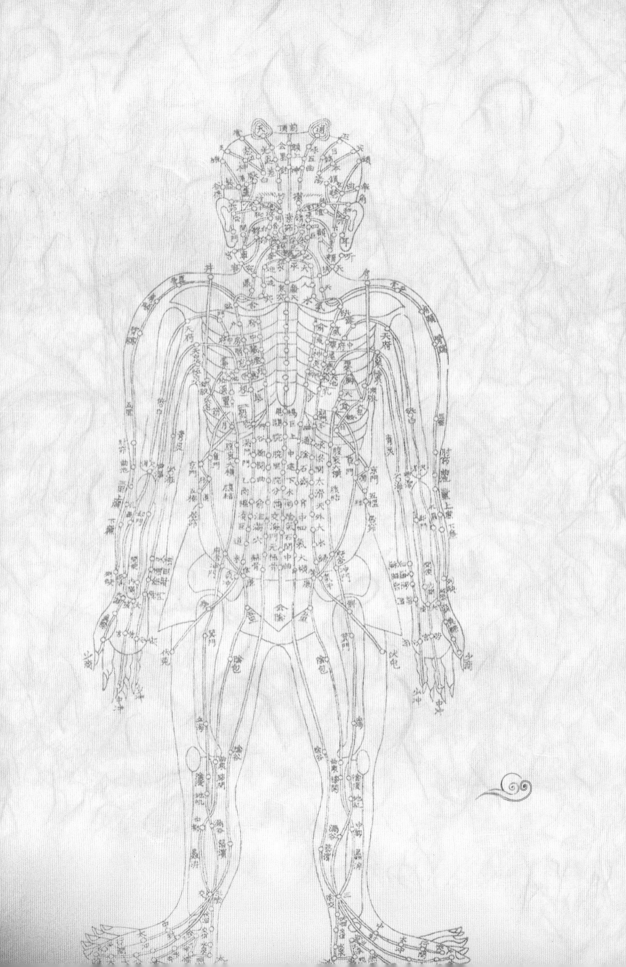

가. 頭面, 頸項

1. 神庭 透 印堂
(GV24 ⇒ EX-HN3)

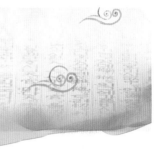

1) 取穴

(1) 神庭(GV24) : 머리, 앞정중선(anterior median line) 위, 前髮際(anterior hairline)에서 위쪽으로 0.5寸

(2) 印堂(EX-HN3) : 이마에서 두 눈썹 사이

2) 解剖

(1) 神庭(GV24)

　① 근육: 머리덮개널힘줄(帽狀腱膜, galea aponeurotica), 뒤통수이마근의 이마힘살(後頭前頭筋의 前頭筋, frontal belly of occipitofrontalis m.)

　② 신경: 이마신경(前頭神經, frontal n.)

　③ 혈관: 얕은관자동 · 정맥(淺側頭動 · 靜脈, superficial temporal a. & v.), 눈확위동 · 정맥(眼窩上動 · 靜脈, supraorbital a. & v.)

(2) 印堂(EX-HN3)

　① 근육: 눈살근(鼻根筋, procerus m.)

　② 신경: 도르래아래신경의 눈꺼풀가지(滑車下神經의 眼瞼枝, palpebral brs. of infratrochlear n.)

　③ 혈관: 눈구석동맥(眼角動脈, angular a.), 도르래위정맥(滑車上靜脈, supratrochlear v.)

3) 主治

　① 전두통(前頭痛), 편두통, 현훈

　② 목적종통(目赤腫痛), 안염(眼炎), 누출(淚出), 목예(目翳)

　③ 비염, 비색(鼻塞), 비뉴(鼻衄), 비연(鼻淵), 무취각(無臭覺)

　④ 중풍, 반신불수, 고혈압

　⑤ 정신질환, 전간(癲癎)

4) 鍼法

神庭(GV24)에서 양쪽 눈썹 사이의 印堂(EX-HN3)을 향해 투자(透刺), 두피(scalp)아래 이마힘살(前頭筋, frontal belly) 위에 9cm 매선침으로 시술한다.

▶ 參考

① 두통 중 전두통(前頭痛)에 다용한다.

② 이마 부위는 피부가 얇고, 출혈이 잘 될 수 있는 부위로 매선침 시술시 진침(進鍼) 속도를 완만하게 조절할 필요가 있다.

③ 이마 주름이 있는 경우 피부를 좌우에서 모아 매선침이 진행할 수 있는 공간을 만들고 진행시킨다.

④ 미간 주름의 경우 주름 부위를 중심으로 지방층에 시술한다.

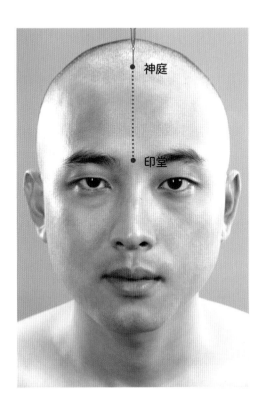

2. 陽白 透 魚腰
(GB14 ⇒ EX-HN4)

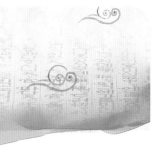

1) 取穴

(1) 陽白(GB14) : 머리, 동공(pupil) 중심에서 수직으로 위쪽, 눈썹 위쪽으로 1寸

(2) 魚腰(EX-HN4) : 머리의 이마부위(frontal region), 동공(pupil) 바로 위의 눈썹 중앙 부위

2) 解剖

(1) 陽白(GB14)

　① 근육: 뒤통수이마근의 이마힘살(後頭前頭筋의 前頭筋, frontal belly of occipitofrontalis m.)

　② 신경: 이마신경의 가쪽가지(前頭神經의 外側枝, lateral br. of frontal n.)

　③ 혈관: 눈확위동맥(眼窩上動脈, supraorbital a.), 얕은관자동·정맥의 이마가지(淺側頭動·靜脈의 前頭枝, frontal br. of superficial temporal a. & v.), 이마판사이정맥(前頭板間靜脈, frontal diploic v.)

(2) 魚腰(EX-HN4)

　① 근육: 눈둘레근(眼輪筋, orbicularis oculi m.), 뒤통수이마근의 이마힘살(後頭前頭筋의 前頭筋, frontal belly of occipitofrontalis m.)

　② 신경: 얼굴신경의 관자가지(顔面神經의 側頭枝, temporal brs. of facial n.)

　③ 혈관: 얕은관자동·정맥(淺側頭動·靜脈, superficial temporal a. & v.), 눈확위정맥(眼窩上靜脈, supra-orbital v.), 앞깊은관자동맥(anterior deep temporal a.)

3) 主治

　① 두통, 안면경련, 삼차신경통, 안면신경마비, 전액통(前額痛)

　② 안검순동(眼瞼瞤動), 목현(目眩), 야맹, 근시, 각막염, 목적종통(目赤腫痛), 급성결막염, 안검하수

　③ 정신질환, 전간(癲癇)

4) 鍼法

陽白(GB14)에서 魚腰(EX-HN4)까지 피하지방층, 이마힘살(前頭筋, frontal belly) 위에 3cm 매선침으로 시술한다.

▶ 參考

① 전두통(前頭痛), 안면신경마비에 다용한다.

② 안면신경마비에 시술할 경우 魚腰(EX-HN4)에서 陽白(GB14)을 지나 전발제(前髮際)까지 시술하며, 마비의 정도에 따라 魚腰透陽白(EX-HN4 ⇒ GB14)에 시술한 좌우로 3-5개까지 추가하여 시술한다.

③ 이마 부위는 매선 시 두피(scalp)와 두개골(skull) 사이의 공간이 좁다. 진침(進鍼)시 두개골(skull)을 피하면서 피부를 뚫고 나오지 않도록 주의하여 진침(進鍼)한다.

④ 이마 주름이 심한 경우 왼쪽 손으로 피부를 모아 진침(進鍼)이 용이하게 하면서 매선한다.

⑤ 이마주름을 감소시킬 목적으로 시술할 때는 陽白透魚腰(GB14 ⇒ EX-HN4)와 직각 방향으로 주름의 이랑부위를 따라 시술한다.

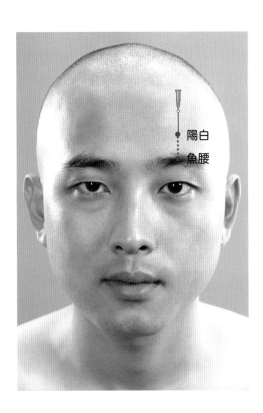

陽白
魚腰

3. 印堂 透 太陽
(EX-HN3 ⇒ EX-HN5)

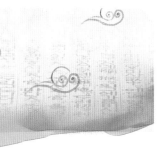

1) 取穴

(1) 太陽(EX-HN5) : 눈썹 바깥쪽 끝과 目外眥의 중점으로부터 뒤로 1寸

(2) 印堂(EX-HN3) : 이마에서 두 눈썹 사이

2) 解剖

(1) 太陽(EX-HN5)

  ① 근육: 관자마루근(側頭頭頂筋, temporoparietalis m.), 앞귓바퀴근(前耳介筋, auricularis anterior m.)

  ② 신경: 큰귓바퀴신경의 앞가지(大耳介神經의 前枝, anterior br. of great auricular n.), 귓바퀴관자신경
    (耳介側頭神經, auriculotemporal n.)

  ③ 혈관: 얕은관자동·정맥(淺側頭動·靜脈, superficial temporal a. & v.)

(2) 印堂(EX-HN3)

  ① 근육: 눈살근(鼻根筋, procerus m.)

  ② 신경: 도르래아래신경의 눈꺼풀가지(滑車下神經의 眼瞼枝, palpebral brs. of infratrochlear n.)

  ③ 혈관: 눈구석동맥(眼角動脈, angular a.), 도르래위정맥(滑車上靜脈, supratrochlear v.)

3) 主治

  ① 두통, 편두통, 현훈, 두한(頭汗), 실신

  ② 비염, 비질환, 비연(鼻淵), 감기

  ③ 목적종통(目赤腫痛), 안질환

  ④ 안면신경마비, 삼차신경통

  ⑤ 소아급만성경풍(小兒急慢性驚風), 소아흉막염 및 경련

4) 鍼法

印堂(EX-HN3)에서 눈썹을 따라 太陽(EX-HN5)까지 9cm 매선침으로 시술한다.

▶ 參考

① 전두통(前頭痛)에 활용이 가능하며 특히 미릉골통(眉稜骨痛)에 다용한다.

② 진침(進鍼)시 통증이 다소 유발될 수 있으며, 太陽(EX-HN5) 주위에서는 혈관파열과 출혈 가능성이 높으므로 주의를 요한다.

③ 시술 후 피부에 실이 남지 않도록 매선의 길이를 정확히 예측하여 시술한다.

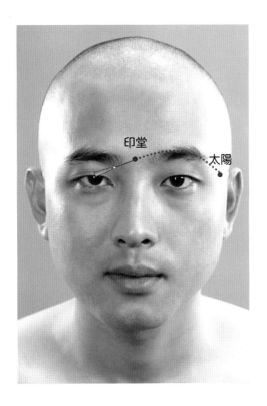

4. 迎香 透 迎香
(LI20 ⇒ LI20)

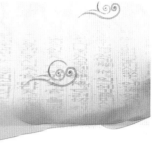

1) 取穴

(1) 迎香(LI20) : 얼굴, 코입술고랑(nasolabial sulcus) 위, 콧방울(ala of the nose) 가쪽모서리의 중점과 같은 높이

2) 解剖

(1) 迎香(LI20)

① 근육: 위입술올림근(上脣擧筋, levator labii superioris m.), 위입술콧방울올림근(上脣鼻翼擧筋, levator labii superioris alaeque nasi m.)

② 신경: 얼굴신경(顔面神經, facial n.), 눈확아래신경의 바깥코가지(眼窩下神經의 外鼻枝, external nasal br. of infraorbital n.)

③ 혈관: 위입술동맥의 가쪽코가지(上脣動脈의 外側鼻枝, lateral nasal br. of superior labial a.), 바깥코정맥(外鼻靜脈, external nasal v.)

3) 主治

① 비뉵(鼻衄), 비연(鼻淵), 무취각(無臭覺), 과민성 비염, 비후성비염, 위축성비염, 부비동염

② 안면신경마비, 두통, 면양(面痒)

③ 목적종통(目赤腫痛)

4) 鍼法

迎香(LI20)에서 반대측 迎香(LI20)을 향해 투자(透刺)한다. 코의 하단을 통과하여 입둘레근(口輪筋, orbicularis oris m.) 위에 6cm 매선침으로 시술한다.

▶ 參考

① 비염(鼻炎)에 迎香透鼻通(LI20 ⇒ EX-HN8)과 함께 다용한다.

② 인중정중선(人中正中線, philtrum midline) 부위를 통과할 때 침첨(鍼尖)이 구강쪽으로 들어가지 않도록
유의하여 진침(進鍼)한다.

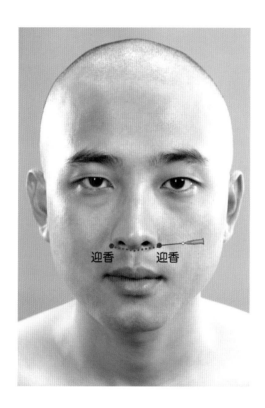

5. 迎香 透 鼻通
(LI20 ⇒ EX-HN8)

1) 取穴

(1) 迎香(LI20) : 얼굴, 코입술고랑(nasolabial sulcus) 위, 콧방울(ala of the nose) 가쪽모서리의 중점과 같은 높이

(2) 鼻通(EX-HN8) : 코연골과 코선반능선이 만나는 곳으로 鼻唇溝(nasolabial fold)의 위쪽 끝지점

2) 解剖

(1) 迎香(LI20)

① 근육: 위입술올림근(上脣擧筋, levator labii superioris m.), 위입술콧방울올림근(上脣鼻翼擧筋, levator labii superioris alaeque nasi m.)

② 신경: 얼굴신경(顔面神經, facial n.), 눈확아래신경의 바깥코가지(眼窩下神經의 外鼻枝, external nasal br. of infraorbital n.)

③ 혈관: 위입술동맥의 가쪽코가지(上脣動脈의 外側鼻枝, lateral nasal br. of superior labial a.), 바깥코정맥(外鼻靜脈, external nasal v.)

(2) 鼻通(EX-HN8)

① 근육: 위입술올림근(上脣擧筋, levator labii superioris m.), 위입술콧방울올림근(上脣鼻翼擧筋, levator labii superioris alaeque nasi m.)

② 신경: 눈확아래신경의 위입술가지(眼窩下神經의 上脣枝, superior labial brs. of infraorbital n.), 얼굴신경의 볼가지(顔面神經의 頰筋枝, buccal brs. of facial n.)

③ 혈관: 위입술동·정맥(上脣動·靜脈, superior labial a. & v.)

3) 主治

① 비뉵(鼻衄), 비염, 비색(鼻塞), 무취각(無臭覺), 과민성 비염, 비후성비염, 위축성비염, 부비동염

② 두통, 면양(面痒), 면적열(面赤熱), 안면신경마비

4) 鍼法

迎香(LI20)에서 동측 鼻通(EX-HN8)을 향해 코와 안면의 경계를 따라 위입술올림근(上脣擧筋, levator labii superioris m.)과 위입술콧방울올림근(上脣鼻翼擧筋, levator labii superioris alaeque nasi m.)에 투자(透刺), 4cm 매선침으로 시술한다.

▶ 參考

① 비염(脾炎)에 다용한다.

② 안면신경마비에 활용할 수 있으며, 구각(口角, angulus oris) 주위의 마비가 심할 경우 地倉(ST4)에서 迎香(LI20)을 통과하여 鼻通(EX-HN8)까지 6cm 매선침으로 시술할 수도 있다.

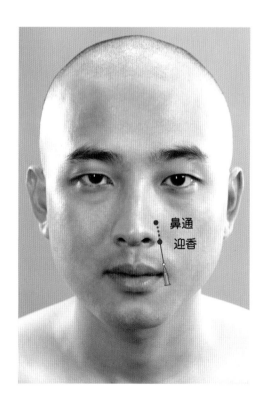

6. 水溝 透 地倉
(GV26 ⇒ ST4)

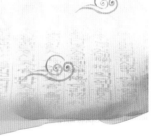

1) 取穴

(1) 水溝(GV26) : 얼굴, 인중 정중선(philtrum midline)의 중점

(2) 地倉(ST4) : 얼굴, 입꼬리에서 가쪽으로 0.4寸

2) 解剖

(1) 水溝(GV26)

① 근육: 입둘레근(口輪筋, orbicularis oris m.)

② 신경: 눈확아래신경의 위입술가지(眼窩下神經의 上脣枝, superior labial brs. of infraorbital n.), 얼굴 신경의 볼가지(顔面神經의 頰筋枝, buccal brs. of facial n.)

③ 혈관: 위입술동·정맥(上脣動·靜脈, superior labial a. & v.)

(2) 地倉(ST4)

① 근육: 입둘레근(口輪筋, orbicularis oris m.), 큰광대근(大頰骨筋, zygomaticus major m.), 입꼬리올림근(口角擧筋, levator anguli oris m.)

② 신경: 얼굴신경의 볼가지(顔面神經의 頰枝, buccal br. of facial n.), 볼신경(頰神經, buccal n.)

③ 혈관: 위입술동·정맥(上脣動·靜脈, superior labial a. & v.), 아랫입술동·정맥(下脣動·靜脈, inferior labial a. & v.)

3) 主治

① 뇌일혈(腦溢血), 인사불성, 아관긴급(牙關緊急), 중풍, 혼미, 실신, 혼궐(昏厥), 실음불어(失音不語)

② 안면신경마비, 안면근육경련, 유연(流涎), 삼차신경통, 치통

③ 결막염, 안검순동(眼瞼瞤動), 이명

④ 각종 정신질환

⑤ 자궁출혈

⑥ 복통, 위완통,

4) 鍼法

水溝(GV26)에서 地倉(ST4)을 향해 투자(透刺), 地倉(ST4)에서 水溝(GV26)를 향해 투자(透刺)할 수도 있다. 입둘레근(口輪筋, orbicularis oris m.) 위에 6cm 매선침으로 시술하며, 입둘레근(口輪筋, orbicularis oris m.)을 따라 호를 그리며 시술한다.

▶ 參考

① 안면신경마비, 안면통증에 다용한다.

② 안면성형시 입술주름(입술 위 세로주름)에 활용한다. 水溝(GV26)에서 地倉(ST4)까지 시술한 후 주름의 정도에 따라 상하에 각각 1-2개씩 추가하여 시술할 수 있다.

③ 환자의 입술 두께가 얇은 경우, 시술시 입술 안쪽으로 들어가지 않도록 주의한다.

④ 입술주위는 통증에 민감한 부위이므로 정확하고 신속하게 시술한다.

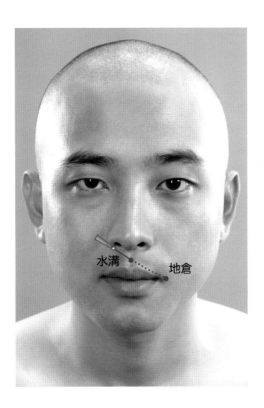

水溝   地倉

7. 瞳子髎 透 聽宮
(GB1 ⇒ SI19)

1) 取穴

(1) 瞳子髎(GB1) : 머리, 가쪽눈구석(outer canthus)에서 가쪽으로 0.5寸 오목한 곳

(2) 聽宮(SI19) : 얼굴, 귀구슬(tragus) 중심의 앞모서리와 아래턱뼈 관절돌기(condylar process of the mandible) 사이의 오목한 곳

2) 解剖

(1) 瞳子髎(GB1)

① 근육: 눈둘레근(眼輪筋, orbicularis oculi m.), 관자근(側頭筋, tempotalis m.)

② 신경: 얼굴신경의 관자가지(顔面神經의 側頭枝, temporal brs. of facial n.)

③ 혈관: 얕은관자동·정맥(淺側頭動·靜脈, superficial temporal a. & v.), 눈확위정맥(眼窩上靜脈, supraorbital v.), 앞깊은관자동맥(anterior deep temporal a.)

(2) 聽宮(SI19)

① 근육: 관자근(側頭筋, temporalis m.)

② 신경: 귓바퀴관자신경(耳介側頭神經, auriculotemporal n.), 얼굴신경(顔面神經, facial n.)

③ 혈관: 얕은관자동·정맥(淺側頭動·靜脈, superficial temporal a. & v.)

3) 主治

① 결막염, 각막염, 야맹, 목통(目痛), 목적(目赤), 목양(目痒), 유루(流淚), 시력약(視力弱)

② 중이염, 이명, 이롱(耳聾), 정이(聤耳), 외이염, 난청

③ 안면신경마비, 안면근육경련

④ 두통, 편두통, 삼차신경통

4) 鍼法

瞳子髎(GB1)에서 동측 聽宮(SI19)을 향해 투자(透刺), 피하 관자근(側頭筋, temporalis m.) 위에 6cm 매선침으로 시술한다.

▶ 參考

① 眼疾患 및 耳疾患에 다용한다.

② 聽宮(SI19)에서 瞳子髎(GB1) 방향으로 시술도 가능하다.

③ 중년 이후 안검의 외측 및 상부가 늘어진 경우 본 시술에 의해 눈꼬리가 아래쪽으로 당겨지지 않도록 주의를 요한다.

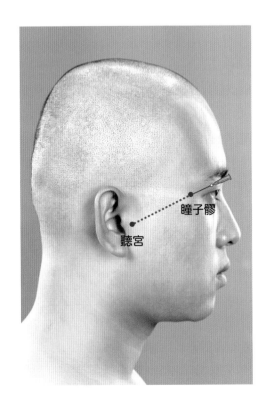

8. 下關 透 四白
(ST7 ⇒ ST2)

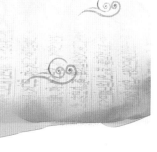

1) 取穴

(1) 下關(ST7) : 얼굴, 광대활(zygomatic arch) 아래모서리의 중점과 턱뼈패임(mandibular notch) 사이의 오목한 곳

(2) 四白(ST2) : 얼굴, 눈확아래구멍(infraorbital foramen)

2) 解剖

(1) 下關(ST7)

① 근육: 가쪽날개근(外翼狀筋, lateral pterygoid m.), 깨물근(咬筋, masseter m.)

② 신경: 깨물근신경(咬筋神經, masseteric n.), 얼굴신경의 광대가지(顔面神經의 觀骨枝, zygomatic br. of facial n.), 귓바퀴관자신경(耳介側頭神經, auriculotemporal n.), 깊은층에 아래턱신경(下顎神經, mandibular n.)

③ 혈관: 가로얼굴동·정맥(顔面橫動·靜脈, transverse facial a. & v.), 깊은층에 위턱동·정맥(上顎動·靜脈, maxillary a. & v.)

(2) 四白(ST2)

① 근육: 눈둘레근(眼輪筋, orbicularis oculi m.), 눈확아래근(眼窩下筋, infraorbital m.), 위입술올림근(上脣擧筋, levator labii superioris)

② 신경: 얼굴신경의 가지(顔面神經의 枝, br. of facial n.), 눈확아래신경(眼窩下神經, infraorbital n.)

③ 혈관: 눈확아래동맥(眼窩下動脈, infraorbital a.), 아래눈꺼풀정맥(下眼瞼靜脈, inferior palpebral v.), 얼굴동맥(顔面動脈, facial a.)

3) 主治

① 안검염(眼瞼炎), 각막염, 안와신경통(眼窩神經痛), 야맹증, 안적통양(眼赤痛痒), 안검순동(眼瞼瞤動), 안루(眼漏)

② 비염

③ 이롱(耳聾), 중이염, 이명

④ 안면신경마비, 안면근육경련, 삼차신경통, 아관긴급(牙關緊急)

⑤ 치통, 하함관절통(下頜關節痛)

⑥ 반신불수, 유중풍(類中風)

4) 鍼法

下關(ST7)에서 四白(ST2)까지 피하지방층을 따라 9cm 매선침으로 시술한다.

▶ 參考

① 안면신경마비, 삼차신경통 등에 다용한다.

② 四白(ST2)에 자입(刺入)하여 下關(ST7)으로 진침(進鍼)도 가능하다.

③ 광대활(觀骨弓, zygomatic arch)을 넘어갈 때 곡선구간을 지나가므로 왼쪽 손을 이용하여 매선침의 침첨(鍼尖)을 피하 방향으로 누르면서 시술한다.

④ 四白(ST2) 부위는 혈관파열에 의한 출혈이 쉽게 발생된다. 출혈 발생시 압박에 의한 지혈과 냉찜질을 시행하여 어혈이 발생되지 않도록 주의한다.

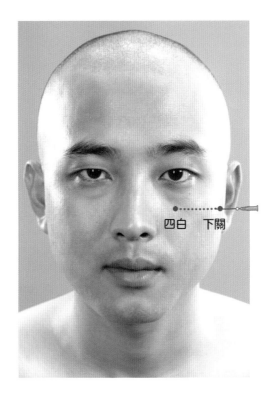

四白   下關

9. 顴髎 透 聽宮
(SI18 ⇒ SI19)

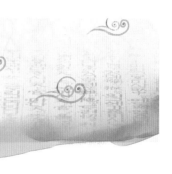

1) 取穴

(1) 顴髎(SI18) : 얼굴, 광대뼈(zygomatic bone) 아래쪽, 가쪽눈구석(outer canthus)에서 수직으로 아래 오목한 곳

(2) 聽宮(SI19) : 얼굴, 귀구슬(tragus) 중심의 앞모서리와 아래턱뼈 관절돌기(condylar process of the mandible) 사이의 오목한 곳

2) 解剖

(1) 顴髎(SI18)

　① 근육: 큰광대근(大顴骨筋, zygomaticus major m.), 깨물근(咬筋, masseter m.), 볼근(頰筋, buccinator m.)

　② 신경: 얼굴신경(顔面神經, facial n.). 볼신경(頰神經, buccinator n.), 깨물근신경(咬筋神經, masseteric n.)

　③ 혈관: 가로얼굴동·정맥(顔面橫動·靜脈, transverse facial a. & v.), 뒤위이틀동맥(後上齒槽動脈, posterior superior alveolar a.)

(2) 聽宮(SI19)

　① 근육: 관자근(側頭筋, temporalis m.)

　② 신경: 귓바퀴관자신경(耳介側頭神經, auriculotemporal n.), 얼굴신경(顔面神經, facial n.)

　③ 혈관: 얕은관자동·정맥(淺側頭動·靜脈, superficial temporal a. & v.)

3) 主治

　① 안면신경마비, 안면근육경련, 아관긴급(牙關緊急), 삼차신경통, 치통, 안검순동(眼瞼瞤動), 상악부통(上顎部痛)

　② 이명, 중이염, 이롱(耳聾), 외이염, 농아(聾啞), 난청, 이하선염

　③ 목현(目眩), 목순(目瞤)

　④ 심복만통(心腹滿痛)

4) 鍼法

顴髎(SI18)에서 동측 聽宮(SI19)을 향해 광대활(觀骨弓, zygomatic arch) 아래모서리를 따라 투자(透刺), 6cm 매선침으로 시술한다.

▶ 參考

① 안면신경마비, 삼차신경통, 안면근육경련 등에 다용한다.

② 매선침 시술 시 광대활(顴骨弓, zygomatic arch)을 넘어가는 볼록한 부위에 시술해야 하므로 왼쪽 손으로 침첨(鍼尖)에 압력을 가하여 피하를 따라 진행할 수 있도록 보조한다.

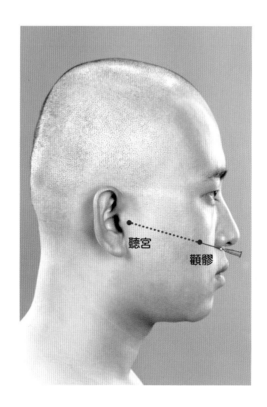

10. 地倉 透 頰車

(ST4 ⇒ ST6)

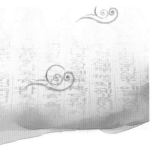

1) 取穴

(1) 地倉(ST4) : 얼굴, 입꼬리에서 가쪽으로 0.4寸

(2) 頰車(ST6) : 얼굴, 턱뼈각(angle of the mandible)에서 위앞쪽으로 1寸

2) 解剖

(1) 地倉(ST4)

① 근육: 입둘레근(口輪筋, orbicularis oris m.), 큰광대근(大頰骨筋, zygomaticus major m.), 입꼬리올림근(口角擧筋, levator anguli oris m.)

② 신경: 얼굴신경의 볼가지(顔面神經의 頰枝, buccal br. of facial n.), 볼신경(頰神經, buccal n.)

③ 혈관: 위입술동·정맥(上脣動·靜脈, superior labial a. & v.), 아랫입술동·정맥(下脣動·靜脈, inferior labial a. & v.)

(2) 頰車(ST6)

① 근육: 깨물근(咬筋, masseter m.)

② 신경: 볼신경(頰神經, buccal n.), 깨물근신경(咬筋神經, masseteric n.), 얼굴신경의 볼가지(顔面神經의 頰枝, facial n.)

③ 혈관: 얼굴동·정맥(顔面動·靜脈, facial a. & v.)

3) 主治

① 안면신경마비, 삼차신경통, 안면근육경련, 아관긴급(牙關緊急), 실음불어(失音不語), 유연증(流涎症), 치통

② 안검순동(眼瞼瞤動), 결막염

③ 이명

④ 복통, 위완통

⑤ 편도염, 이하선염

⑥ 반신불수

4) 鍼法

地倉(ST4)에서 頰車(ST6)까지 피하지방층을 따라 투자(透刺), 9cm 매선침으로 시술한다.

▶ 參考

① 안면신경마비에 다용한다. 마비가 심할 경우 동일한 경혈에 1-2회 중복하여 시술한다.

② 침첨(鍼尖)의 진행 상황을 주시하며 진침(進鍼)시킨다. 간혹 볼의 안쪽으로 진행하는 경우가 발생하며, 이 경우는 즉시 실을 제거하고 다시 시술한다.

③ 안면의 팔자주름 및 괄호주름(입과 턱 옆)을 줄이는데 본 방법을 활용할 수 있다.

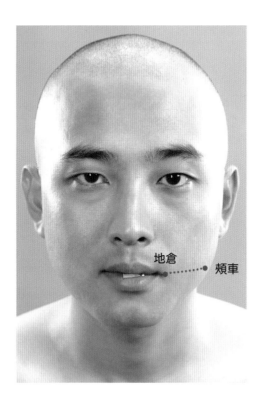

11. 承泣 透 地倉

(ST1 ⇒ ST4)

1) 取穴

(1) 承泣(ST1) : 얼굴, 동공(pupil)에서 수직으로 아래쪽, 안구(eyeball)와 눈확아래모서리(infraorbital margin) 사이

(2) 四白(ST2) : 얼굴, 눈확아래구멍(infraorbital foramen)

(3) 巨髎(ST3) : 얼굴, 동공(pupil)에서 수직으로 아래쪽, 콧방울(ala of the nose) 아래모서리와 같은 높이

(4) 地倉(ST4) : 얼굴, 입꼬리에서 가쪽으로 0.4寸

2) 解剖

(1) 承泣(ST1)

① 근육: 눈둘레근(眼輪筋, orbicularis oculi m.), 아래곧은근(下直筋, inferior rectus m.), 아래경사근(下斜筋, inferior oblique muscle

② 신경: 눈확아래신경의 가지(眼窩下神經의 枝, br. of infraorbital n.), 얼굴신경의 가지(顔面神經의 枝, br. of facial n.)

③ 혈관: 눈확아래동맥(眼窩下動脈, infraorbital a.), 아래눈꺼풀정맥(下眼瞼靜脈, inferior palpebral v.), 눈구석동맥(眼角動脈, angular a.)

(2) 四白(ST2)

① 근육: 눈둘레근(眼輪筋, orbicularis oculi m.), 눈확아래근(眼窩下筋, infraorbital m.), 위입술올림근(上脣擧筋, levator labii superioris)

② 신경: 얼굴신경의 가지(顔面神經의 枝, br. of facial n.), 눈확아래신경(眼窩下神經, infraorbital n.)

③ 혈관: 눈확아래동맥(眼窩下動脈, infraorbital a.), 아래눈꺼풀정맥(下眼瞼靜脈, inferior palpebral v.), 얼굴동맥(顔面動脈, facial a.)

(3) 巨髎(ST3)

① 근육: 작은광대근(小頬骨筋, zygomaticus minor m.), 입꼬리올림근(口角擧筋, levator anguli oris m.), 위입술올림근(上脣擧筋, levator labii superioris)

② 신경: 눈확아래신경(眼窩下神經, infraorbital n.), 삼차신경(三叉神經, trigeminal n.)

③ 혈관: 눈구석동맥(眼角動脈, angular a.), 얼굴정맥(顔面靜脈, facial v.)

(4) 地倉(ST4)

① 근육: 입둘레근(口輪筋, orbicularis oris m.), 큰광대근(大頬骨筋, zygomaticus major m.), 입꼬리올림근(口角擧筋, levator anguli oris m.)

② 신경: 얼굴신경의 볼가지(顔面神經의 頬枝, buccal br. of facial n.), 볼신경(頬神經, buccal n.)

③ 혈관: 위입술동·정맥(上脣動·靜脈, superior labial a. & v.), 아랫입술동·정맥(下脣動·靜脈, inferior labial a. & v.)

3) 主治

① 안면신경마비, 안면근육경련, 두통, 삼차신경통, 아관긴급(牙關緊急), 유연증(流涎症)

② 목적종통(目赤腫痛), 각막염, 안검순동(眼瞼瞤動), 결막염, 안검경련, 맥립종, 야맹증, 근시, 이명

③ 비염, 치통, 실음불어(失音不語)

④ 복통, 위완통

4) 鍼法

承泣(ST1)에서 동측 地倉(ST4)을 향해 투자(透刺)한다. 피하지방을 따라 6cm 매선침으로 시술한다.

▶ 參考

① 안면신경마비 환자 중 구각(口角, angulus oris)이 늘어졌을 때 다용한다.

② 四白(ST2), 承泣(ST1) 부위는 혈관파열에 주의한다.

③ 광대뼈(觀骨, zygoma) 부위를 곡선으로 넘어갈 때 침첨(鍼尖)이 피부 밖으로 나오지 않도록 주의한다.

④ 地倉(ST4)에서 承泣(ST1)으로 시술 시 침첨(鍼尖)을 항시 주시하여 안구에 손상이 가지 않도록 주의한다.

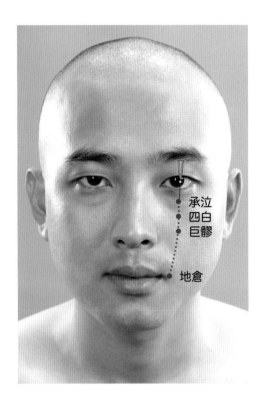

承泣
白
四白
巨髎

地倉

12. 太陽 透 率谷
(EX-HN5 ⇒ GB8)

1) 取穴

(1) 太陽(EX-HN5) : 머리, 가쪽눈구석(outer canthus)에서 가쪽으로 0.5寸 오목한 곳

(2) 率谷(GB8) : 머리, 귓바퀴끝(auricular apex)에서 수직으로 위쪽, 관자놀이 머리카락경계선(temporal hairline)에서 위쪽으로 1.5寸

2) 解剖

(1) 太陽(EX-HN5)

  ① 근육: 눈둘레근(眼輪筋, orbicularis oculi m.), 관자근(側頭筋, tempotalis m.)

  ② 신경: 얼굴신경의 관자가지(顔面神經의 側頭枝, temporal brs. of facial n.)

  ③ 혈관: 얕은관자동·정맥(淺側頭動·靜脈, superficial temporal a. & v.), 눈확위정맥(眼窩上靜脈, supraorbital v.), 앞깊은관자동맥(anterior deep temporal a.)

(2) 率谷(GB8)

  ① 근육: 관자마루근(側頭頭頂筋, temporoparietalis m.), 위귓바퀴근(上耳介筋, superior auricular m.)

  ② 신경: 귓바퀴관자신경(耳介側頭神經, auriculotemporal n.), 작은뒤통수신경(小後頭神經, lesser occipital n.)

  ③ 혈관: 뒤귓바퀴동·정맥(後耳介動·靜脈, posterior auricular a. & v.), 얕은관자동·정맥(淺側頭動·靜脈, superficial temporal a. & v.)

3) 主治

  ① 편두통, 경항강통(頸項强痛), 안면신경마비, 삼차신경통

  ② 안질환(眼疾患)

  ③ 소아급만성경풍(小兒急慢性驚風)

4) 鍼法

太陽(EX-HN5)에서 동측 率谷(GB8)을 향하여 피하 지방층에 투자(透刺), 6cm 매선침으로 시술한다.

▶ 參考

① 편두통, 안면신경마비에 다용한다.

② 太陽(EX-HN5) 주위의 피하 혈관이 파열되기 쉬우므로 혈관을 피해서 시술한다. 만일 출혈이 발생하면 파열된 혈관부위를 압박해 주고, 혈관부위 부종이 생길 경우 냉찜질을 해 준다.

③ 침첨(鍼尖)이 率谷(GB8)에 근접할 때 통증을 호소하는 환자가 많다. 진침(進鍼) 시 침첨(鍼尖)이 심부를 향하지 않도록 조절한다.

④ 중년 이후 눈가가 아래쪽으로 쳐지는 경우, 본 시술로 들어 올려 줄 수 있다.

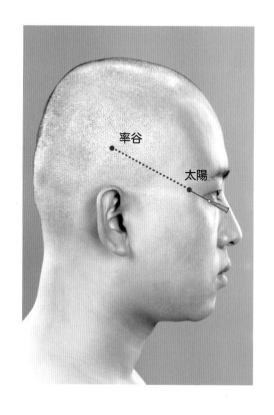

13. 太陽 透 頭維
(EX-HN5 ⇒ ST8)

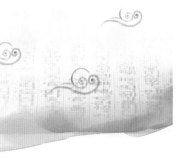

1) 取穴

(1) 太陽(EX-HN5) : 머리, 가쪽눈구석(outer canthus)에서 가쪽으로 0.5寸 오목한 곳

(2) 頭維(ST8) : 머리, 이마각(corner of the forehead) 前髮際(anterior hairline)에서 수직으로 위쪽으로 0.5寸, 앞정중선(anterior median line)에서 가쪽으로 4.5寸

2) 解剖

(1) 太陽(EX-HN5)

　① 근육: 눈둘레근(眼輪筋, orbicularis oculi m.), 관자근(側頭筋, tempotalis m.)

　② 신경: 얼굴신경의 관자가지(顔面神經의 側頭枝, temporal brs. of facial n.)

　③ 혈관: 얕은관자동·정맥(淺側頭動·靜脈, superficial temporal a. & v.), 눈확위정맥(眼窩上靜脈, supraorbital v.), 앞깊은관자동맥(anterior deep temporal a.)

(2) 頭維(ST8)

　① 근육: 이마힘살(前頭筋, frontal belly), 관자근(側頭筋, temporalis m.)

　② 신경: 눈확위신경(眼窩上神經, supraorbital n.), 얼굴신경의 관자가지(顔面神經의 側頭枝, temporal br. of facial n.)

　③ 혈관: 얕은관자동·정맥의 이마가지(淺側頭動·靜脈의 前頭枝, frontal br. of superficial temporal a. & v.), 눈확위동·정맥(眼窩上動·靜脈, supraorbital a. & v.)

3) 主治

　① 편두통, 두풍(頭風)

　② 안면신경마비, 삼차신경통

　③ 목통(目痛), 목예(目翳), 시물불명(視物不明), 목적종통(目赤腫痛)

4) 鍼法

太陽(EX-HN5)에서 동측 頭維(ST8)를 향하여 피하 지방층에 투자(透刺), 6cm 매선침으로 시술한다.

▶ 參考

① 편두통, 안면신경마비에 다용한다.

② 太陽(EX-HN5) 주위의 피하 혈관 파열에 주의를 요한다.

③ 중년 이후 눈가가 아래쪽으로 처질 때, 太陽透率谷(EX-HN5 ⇒ GB8)과 본 시술을 함께 사용하여 처짐을 들어 올려주는 효과를 높일 수 있다.

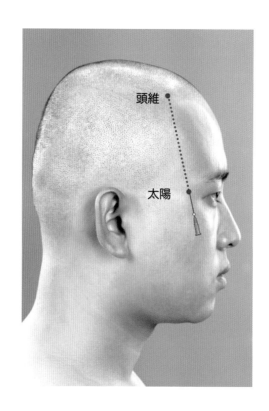

14. 下關 透 聽宮

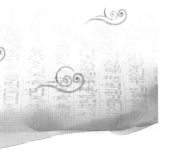

(ST7 ⇒ SI19)

1) 取穴

(1) 下關(ST7) : 얼굴, 광대활(zygomatic arch) 아래모서리의 중점과 턱뼈패임(mandibular notch) 사이의 오목한 곳

(2) 聽宮(SI19) : 얼굴, 귀구슬(tragus) 중심의 앞모서리와 아래턱뼈 관절돌기(condylar process of the mandible) 사이의 오목한 곳

2) 解剖

(1) 下關(ST7)

  ① 근육: 가쪽날개근(外翼狀筋, lateral pterygoid m.), 깨물근(咬筋, masseter m.)

  ② 신경: 깨물근신경(咬筋神經, masseteric n.), 얼굴신경의 광대가지(顔面神經의 觀骨枝, zygomatic br. of facial n.), 귓바퀴관자신경(耳介側頭神經, auriculotemporal n.), 깊은층에 아래턱신경(下顎神經, mandibular n.)

  ③ 혈관: 가로얼굴동·정맥(顔面橫動·靜脈, transverse facial a. & v.), 깊은층에 위턱동·정맥(上顎動·靜脈, maxillary a. & v.)

(2) 聽宮(SI19)

  ① 근육: 관자근(側頭筋, temporalis m.)

  ② 신경: 귓바퀴관자신경(耳介側頭神經, auriculotemporal n.), 얼굴신경(顔面神經, facial n.)

  ③ 혈관: 얕은관자동·정맥(淺側頭動·靜脈, superficial temporal a. & v.)

3) 主治

  ① 중이염, 농아(聾啞), 이명, 이롱(耳聾), 외이염, 난청

  ② 구안와사, 아관긴급(牙關緊急), 삼차신경통, 치통, 하함관절통(下頷關節痛)

  ③ 중풍, 반신불수

  ④ 심복만통(心腹滿痛)

4) 鍼法

下關(ST7)에서 聽宮(SI19)을 향해 투자(透刺), 피하지방층에 3cm 매선침으로 시술한다.

▶ 參考

① 안면신경마비, 耳疾患에 다용한다.

② 비교적 시술 길이가 짧으나 자침 방향이 심부를 향하지 않도록 주의한다.

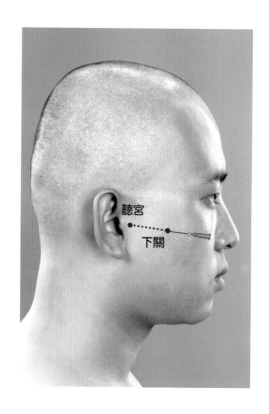

15. 耳門 透 聽會
(TE21 ⇒ GB2)

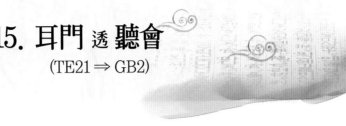

1) 取穴

(1) **耳門(TE21)** : 얼굴, 귀구슬위패임(supratragic notch)과 아래턱뼈 관절돌기(condylar process of the mandible) 사이의 오목한 곳

(2) **聽宮(SI19)** : 얼굴, 귀구슬(tragus) 중심의 앞모서리와 아래턱뼈 관절돌기(condylar process of the mandible) 사이의 오목한 곳

(3) **聽會(GB2)** : 얼굴, 귀구슬사이패임(intertragic notch)과 아래턱뼈 관절돌기(condylar process of mandible) 사이의 오목한 곳

2) 解剖

(1) **耳門(TE21)**
  ① 근육: 앞귓바퀴근(前耳介筋, auricularis anterior m.)
  ② 신경: 큰귓바퀴신경의 앞가지(大耳介神經의 前枝, anterior br. of great auricular n.), 귓바퀴관자신경 (耳介側頭神經, auriculotemporal n.)
  ③ 혈관: 얕은관자동·정맥(淺側頭動·靜脈, superficial temporal a. & v.)

(2) **聽宮(SI19)**
  ① 근육: 관자근(側頭筋, temporalis m.)
  ② 신경: 귓바퀴관자신경(耳介側頭神經, auriculotemporal n.), 얼굴신경(顏面神經, facial n.)
  ③ 혈관: 얕은관자동·정맥(淺側頭動·靜脈, superficial temporal a. & v.)

(3) **聽會(GB2)**
  ① 근육: 관자근(側頭筋, temporalis m.)
  ② 신경: 큰귓바퀴신경의 앞가지(大耳介神經의 前枝, anterior br. of great auricular n.), 귓바퀴관자신경 (耳介側頭神經, auriculotemporal n.), 얼굴신경의 관자가지(顏面神經의 側頭枝, temporal brs. of facial n.)
  ③ 혈관: 얕은관자동·정맥(淺側頭動·靜脈, superficial temporal a. & v.)

3) 主治

① 편두통, 측두통, 치통, 치내염, 안면신경마비, 삼차신경통, 이탈구(頤脫臼)
② 중이염, 정이(聤耳), 외이염, 농아(聾啞), 이명, 이롱(耳聾), 난청, 이통
③ 성아(聲啞), 인후염
④ 심복만통(心腹滿痛)

4) 鍼法

耳門(TE21)에서 聽宮(SI19)을 거쳐 聽會(GB2)로 투자(透刺), 피하 지방층에 3cm 매선침으로 시술한다.

▶ 參考

① 편두통, 이질환(耳疾患), 안면신경마비에 다용한다.
② 자침방향이 심부를 향하지 않도록 주의한다.

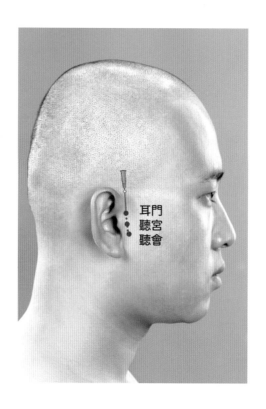

耳門
聽宮
聽會

16. 神庭 透 百會

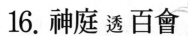
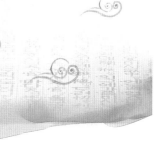

(GV24 ⇒ GV20)

1) 取穴

(1) 神庭(GV24) : 머리, 앞정중선(anterior median line) 위, 前髮際(anterior hairline)에서 위쪽으로 0.5寸

(2) 上星(GV23) : 머리, 앞정중선(anterior median line) 위, 前髮際(anterior hairline)에서 위쪽으로 1寸

(3) 顖會(GV22) : 머리, 앞정중선(anterior median line) 위, 前髮際(anterior hairline)에서 위쪽으로 2寸

(4) 前頂(GV21) : 머리, 앞정중선(anterior median line) 위, 前髮際(anterior hairline)에서 위쪽으로 3.5寸

(5) 百會(GV20) : 머리, 앞정중선(anterior median line) 위, 前髮際(anterior hairline)에서 위쪽으로 5寸

2) 解剖

(1) 神庭(GV24)

　① 근육: 머리덮개널힘줄(帽狀腱膜, galea aponeurotica), 뒤통수이마근의 이마힘살(後頭前頭筋의 前頭筋, frontal belly of occipitofrontalis m.)

　② 신경: 이마신경(前頭神經, frontal n.)

　③ 혈관: 얕은관자동·정맥(淺側頭動·靜脈, superficial temporal a. & v.), 눈확위동·정맥(眼窩上動·靜脈, supraorbital a. & v.)

(2) 上星(GV23)

　① 근육: 머리덮개널힘줄(帽狀腱膜, galea aponeurotica), 뒤통수이마근의 이마힘살(後頭前頭筋의 前頭筋, frontal belly of occipitofrontalis m.)

　② 신경: 이마신경(前頭神經, frontal n.)

　③ 혈관: 얕은관자동·정맥(淺側頭動·靜脈, superficial temporal a. & v.), 눈확위동·정맥(眼窩上動·靜脈, supraorbital a. & v.)

(3) 顖會(GV22)

　① 근육: 머리덮개널힘줄(帽狀腱膜, galea aponeurotica), 뒤통수이마근의 이마힘살(後頭前頭筋의 前頭筋, frontal belly of occipitofrontalis m.)

　② 신경: 이마신경(前頭神經, frontal n.)

　③ 혈관: 얕은관자동·정맥(淺側頭動·靜脈, superficial temporal a. & v.), 눈확위동·정맥(眼窩上動·靜脈, supraorbital a. & v.)

(4) 前頂(GV21)

① 근육: 머리덮개널힘줄(帽狀腱膜, galea aponeurotica)

② 신경: 귓바퀴관자신경(耳介側頭神經, auriculotemporal n.), 이마신경(前頭神經, frontal n.)

③ 혈관: 얕은관자동·정맥(淺側頭動·靜脈, superficial temporal a. & v.)

(5) 百會(GV20)

① 근육: 머리덮개널힘줄(帽狀腱膜, galea aponeurotica)

② 신경: 큰뒤통수신경(大後頭神經, greater occipital n.), 귓바퀴관자신경(耳介側頭神經, auriculotem-poral n.)

③ 혈관: 뒤통수동·정맥(後頭動·靜脈, occipital a. & v.), 얕은관자동·정맥(淺側頭動·靜脈, superficial temporal a. & v.), 마루이끌정맥(頭頂導出靜脈, parietal emissary v.)

3) 主治

① 두통, 전액신경통(前額神經痛), 편두통, 현훈, 두풍(頭風), 두정통(頭頂痛), 대뇌출혈

② 안구동통, 불능원시(不能遠視), 각막염, 안염(眼炎), 시력장애, 목예(目翳), 누출(漏出)

③ 비염, 비색(鼻塞), 비출혈(鼻出血), 무취각(無臭覺)

④ 뇌졸중(腦卒中), 반신불수, 고혈압

⑤ 정신질환, 전간(癲癎), 건망, 광증(狂症)

4) 鍼法

神庭(GV24)에서 上星(GV23), 顖會(GV22), 前頂(GV21)을 거쳐 百會(GV20)까지 두피(scalp)아래 지방층에 투자(透刺), 9cm 매선침으로 시술한다.

▶ 參考

① 두통, 안질환(眼疾患), 비질환(鼻疾患)에 다용한다.

② 두통이 심할 경우 같은 부위에 1-2개의 추가 시술도 가능하다.

③ 자침심도에 주의하여 피하를 따라 진행한다. 진침(進鍼)시 두피(scalp)를 뚫고 나오지 않도록 주의한다. 또한 두개골의 볼록한 부분을 따라 진행해야 하므로 적절한 자침심도를 유지하도록 세심한 주의가 요구된다.

④ 두개부위는 모발이 존재하는 관계로 매선침 시술시 소독을 철저히 하여 감염을 방지한다.

⑤ 두개부위는 출혈이 잘 되는 부위이다. 발침(拔鍼) 후 출혈된 부분의 처치에 주의를 요한다.

⑥ 목표지점까지 도달하지 못해 실이 두피 바깥에 남게 되는 경우 모발 때문에 남은 실의 처리가 곤란할 수 있다. 이 경우 실을 빼 내고 다시 시술한다.

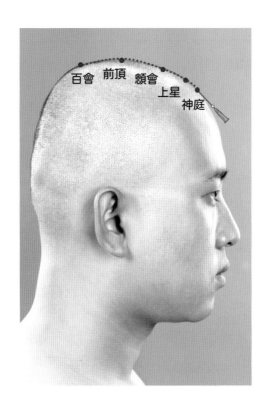

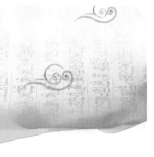

17. 上星 透 百會
(GV23 ⇒ GV20)

1) 取穴

(1) 上星(GV23) : 머리, 앞정중선(anterior median line) 위, 前髮際(anterior hairline)에서 위쪽으로 1寸

(2) 顖會(GV22) : 머리, 앞정중선(anterior median line) 위, 前髮際(anterior hairline)에서 위쪽으로 2寸

(3) 前頂(GV21) : 머리, 앞정중선(anterior median line) 위, 前髮際(anterior hairline)에서 위쪽으로 3.5寸

(4) 百會(GV20) : 머리, 앞정중선(anterior median line) 위, 前髮際(anterior hairline)에서 위쪽으로 5寸

2) 解剖

(1) 上星(GV23)

  ① 근육: 머리덮개널힘줄(帽狀腱膜, galea aponeurotica), 뒤통수이마근의 이마힘살(後頭前頭筋의 前頭筋, frontal belly of occipitofrontalis m.)

  ② 신경: 이마신경(前頭神經, frontal n.)

  ③ 혈관: 얕은관자동·정맥(淺側頭動·靜脈, superficial temporal a. & v.), 눈확위동·정맥(眼窩上動·靜脈, supraorbital a. & v.)

(2) 顖會(GV22)

  ① 근육: 머리덮개널힘줄(帽狀腱膜, galea aponeurotica), 뒤통수이마근의 이마힘살(後頭前頭筋의 前頭筋, frontal belly of occipitofrontalis m.)

  ② 신경: 이마신경(前頭神經, frontal n.)

  ③ 혈관: 얕은관자동·정맥(淺側頭動·靜脈, superficial temporal a. & v.), 눈확위동·정맥(眼窩上動·靜脈, supraorbital a. & v.)

(3) 前頂(GV21)

  ① 근육: 머리덮개널힘줄(帽狀腱膜, galea aponeurotica)

  ② 신경: 귓바퀴관자신경(耳介側頭神經, auriculotemporal n.), 이마신경(前頭神經, frontal n.)

  ③ 혈관: 얕은관자동·정맥(淺側頭動·靜脈, superficial temporal a. & v.)

(4) 百會(GV20)

  ① 근육: 머리덮개널힘줄(帽狀腱膜, galea aponeurotica)

  ② 신경: 큰뒤통수신경(大後頭神經, greater occipital n.), 귓바퀴관자신경(耳介側頭神經, auriculotemporal n.)

③ 혈관: 뒤통수동·정맥(後頭動·靜脈, occipital a. & v.), 얕은관자동·정맥(淺側頭動·靜脈, superficial temporal a. & v.), 마루이끌정맥(頭頂導出靜脈, parietal emissary v.)

3) 主治

① 전두통(前頭痛), 편두통, 현훈, 두풍(頭風), 두정통(頭頂痛)

② 안구동통, 불능원시(不能遠視), 각막염, 안염(眼炎), 시력장애

③ 비염, 비색(鼻塞), 비출혈(鼻出血), 무취각(無臭覺)

④ 뇌졸중(腦卒中), 반신불수

⑤ 전간(癲癎), 건망, 광증(狂症)

4) 鍼法

上星(GV23)에서 顖會(GV22), 前頂(GV21)을 거쳐 百會(GV20)까지 督脈의 두피(scalp)하 지방층에 투자(透刺), 9cm 매선침으로 시술한다.

▶ 參考

① 神庭透百會(GV24 ⇒ GV20)에 준하여 시술한다.

② 시술 후 실이 두피(scalp) 바깥에 남아있지 않도록 주의한다.(두발 때문에 실을 제거하기 어렵다.)

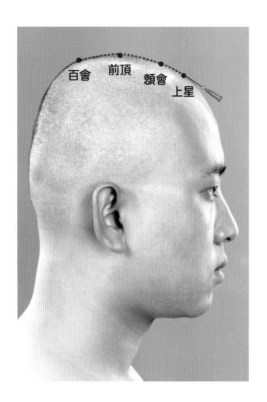

18. 前頂 透 百會

(GV21 ⇒ GV20)

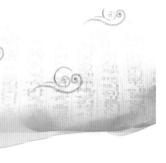

1) 取穴

(1) 前頂(GV21) : 머리, 앞정중선(anterior median line) 위, 前髮際(anterior hairline)에서 위쪽으로 3.5寸

(2) 百會(GV20) : 머리, 앞정중선(anterior median line) 위, 前髮際(anterior hairline)에서 위쪽으로 5寸

2) 解剖

(1) 前頂(GV21)

  ① 근육: 머리덮개널힘줄(帽狀腱膜, galea aponeurotica)

  ② 신경: 귓바퀴관자신경(耳介側頭神經, auriculotemporal n.), 이마신경(前頭神經, frontal n.)

  ③ 혈관: 얕은관자동 · 정맥(淺側頭動 · 靜脈, superficial temporal a. & v.)

(2) 百會(GV20)

  ① 근육: 머리덮개널힘줄(帽狀腱膜, galea aponeurotica)

  ② 신경: 큰뒤통수신경(大後頭神經, greater occipital n.), 귓바퀴관자신경(耳介側頭神經, auriculotem-poral n.)

  ③ 혈관: 뒤통수동 · 정맥(後頭動 · 靜脈, occipital a. & v.), 얕은관자동 · 정맥(淺側頭動 · 靜脈, superfi-cial temporal a. & v.), 마루이끌정맥(頭頂導出靜脈, parietal emissary v.)

3) 主治

  ① 두풍(頭風), 면적종(面赤腫), 두정통(頭頂痛), 급성두통, 신경성두통, 건망

  ② 비연(鼻淵), 비색(鼻塞), 비염, 비루(鼻漏), 비농(鼻膿)

  ③ 고열, 뇌출혈 후유증, 뇌일혈, 뇌빈혈

  ④ 정신질환, 전간(癲癇), 신경쇠약, 소아급만성경풍(小兒急慢性驚風)

  ⑤ 중풍, 혼미, 심번(心煩), 각궁반장(角弓反張), 반신불수, 구금불개(口噤不開)

  ⑥ 시력장애, 목현(目眩)

  ⑦ 탈항, 치질, 자궁출혈, 음정(陰挺), 변비

4) 鍼法

前頂(GV21)에서 百會(GV20)까지 督脈의 피하지방층을 따라 4cm 매선침으로 시술한다.

▶ 參考

① 두정통(頭頂痛)에 다용한다.

② 출혈에 주의한다.

③ 百會(GV20)에서 前頂(GV21)으로 진침(進鍼)도 가능하며, 임상증상이 심한 경우 동일위치에 추가시술도 가능하다.

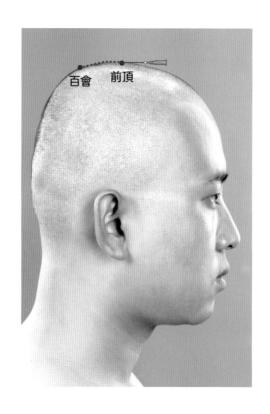

19. 强間 透 百會

(GV18 ⇒ GV20)

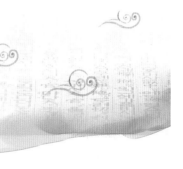

1) 取穴

(1) 强間(GV18) : 머리, 뒤정중선(posterior median line) 위, 後髮際(posterior hairline)에서 위쪽으로 4寸

(2) 後頂(GV19) : 머리, 뒤정중선(posterior median line) 위, 後髮際(posterior hairline)에서 위쪽으로 5.5寸

(3) 百會(GV20) : 머리, 앞정중선(anterior median line) 위, 前髮際(anterior hairline)에서 위쪽으로 5寸

2) 解剖

(1) 强間(GV18)

　① 근육: 머리덮개널힘줄(帽狀腱膜, galea aponeurotica)

　② 신경: 큰뒤통수신경(大後頭神經, greater occipital n.)

　③ 혈관: 뒤통수동·정맥(後頭動·靜脈, occipital a. & v.)

(2) 後頂(GV19)

　① 근육: 머리덮개널힘줄(帽狀腱膜, galea aponeurotica)

　② 신경: 큰뒤통수신경(大後頭神經, greater occipital n.)

　③ 혈관: 뒤통수동·정맥(後頭動·靜脈, occipital a. & v.)

(3) 百會(GV20)

　① 근육: 머리덮개널힘줄(帽狀腱膜, galea aponeurotica)

　② 신경: 큰뒤통수신경(大後頭神經, greater occipital n.), 귓바퀴관자신경(耳介側頭神經, auriculotem-poral n.)

　③ 혈관: 뒤통수동·정맥(後頭動·靜脈, occipital a. & v.), 얕은관자동·정맥(淺側頭動·靜脈, superficial temporal a. & v.), 마루이끌정맥(頭頂導出靜脈, parietal emissary v.)

3) 主治

　① 두정통(頭頂痛), 후두통(後頭痛), 현훈, 구토, 편두통, 두혼(頭昏), 건망, 두풍(頭風)

　② 뇌일혈, 뇌빈혈, 중풍, 유중풍(類中風), 혼미, 구금불개(口噤不開), 각궁반장(角弓反張)

　③ 목현(目眩), 시력몽롱(視力朦朧)

④ 이명

⑤ 비색(鼻塞)

⑥ 경항통(頸項痛), 사경(斜頸), 좌우부득회고(左右不得回顧)

⑦ 전간(癲癇), 불안, 불면, 정신질환

⑧ 탈항, 치질, 자궁출혈, 음정(陰挺), 변비

4) 鍼法

強間(GV18)에서 後頂(GV19)을 거쳐 百會(GV20)까지 두피(scalp)아래 지방층에 6cm 매선침으로 시술한다.

▶ 參考

① 두정통(頭頂痛), 후두통(後頭痛), 항강(項强) 등에 다용한다.

② 百會(GV20)에서 強間(GV18) 방향으로 시술도 가능하다.

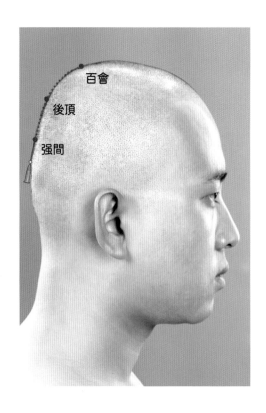

20. 前頂 透 後頂 合 正營 透 正營
(GV21 ⇒ GV19),　　　　(GB17 ⇒ GB17)

1) 取穴

(1) 百會(GV20) : 머리, 앞정중선(anterior median line) 위, 前髮際(anterior hairline)에서 위쪽으로 5寸

(2) 前頂(GV21) : 머리, 앞정중선(anterior median line) 위, 前髮際(anterior hairline)에서 위쪽으로 3.5寸

(3) 强間(GV18) : 머리, 뒤정중선(posterior median line) 위, 後髮際(posterior hairline)에서 위쪽으로 4寸

(4) 後頂(GV19) : 머리, 뒤정중선(posterior median line) 위, 後髮際(posterior hairline)에서 위쪽으로 5.5寸

(5) 正營(GB17) : 머리, 동공(pupil) 중앙에서 수직으로 위쪽, 前髮際(anterior hairline)에서 머리 안쪽으로 2.5寸

2) 解剖

(1) 百會(GV20)
　① 근육: 머리덮개널힘줄(帽狀腱膜, galea aponeurotica)
　② 신경: 큰뒤통수신경(大後頭神經, greater occipital n.), 귓바퀴관자신경(耳介側頭神經, auriculotemporal n.)
　③ 혈관: 뒤통수동 · 정맥(後頭動 · 靜脈, occipital a. & v.), 얕은관자동 · 정맥(淺側頭動 · 靜脈, superficial temporal a. & v.), 마루이끌정맥(頭頂導出靜脈, parietal emissary v.)

(2) 前頂(GV21)
　① 근육: 머리덮개널힘줄(帽狀腱膜, galea aponeurotica)
　② 신경: 귓바퀴관자신경(耳介側頭神經, auriculotemporal n.), 이마신경(前頭神經, frontal n.)
　③ 혈관: 얕은관자동 · 정맥(淺側頭動 · 靜脈, superficial temporal a. & v.)

(3) 强間(GV18)
　① 근육: 머리덮개널힘줄(帽狀腱膜, galea aponeurotica)
　② 신경: 큰뒤통수신경(大後頭神經, greater occipital n.)
　③ 혈관: 뒤통수동 · 정맥(後頭動 · 靜脈, occipital a. & v.)

(4) 後頂(GV19)
　① 근육: 머리덮개널힘줄(帽狀腱膜, galea aponeurotica)
　② 신경: 큰뒤통수신경(大後頭神經, greater occipital n.)

③ 혈관: 뒤통수동 · 정맥(後頭動 · 靜脈, occipital a. & v.)

(5) 正營(GB17)

① 근육: 뒤통수이마근의 이마힘살(後頭前頭筋의 前頭筋, frontal belly of occipitofrontalis m.)

② 신경: 이마신경(前頭神經, frontal n.), 큰뒤통수신경(大後頭神經, great occipital n.)

③ 혈관: 얕은관자동 · 정맥(淺側頭動 · 靜脈, superficial temporal a. & v.), 뒤통수동 · 정맥(大後頭動 · 靜脈, occipital a. & v.)

3) 主治

① 두정동(頭頂痛), 후두통(後頭痛), 항강(項强), 현훈, 오심(惡心), 구토, 편두통, 두혼(頭昏), 건망, 두풍(頭風),

② 뇌일혈, 뇌빈혈, 중풍, 유중풍(類中風), 혼미, 반신불수

③ 목현(目眩), 시력몽롱(視力朦朧), 시력약(視力弱)

④ 이명, 이통

⑤ 비색(鼻塞), 비루(鼻漏), 비농(鼻膿), 비염

⑥ 경항통(頸項痛), 사경(斜頸), 좌우부득회고(左右不得回顧)

⑦ 전간(癲癇), 구금불개(口噤不開), 각궁반장(角弓反張), 불안, 불면, 정신질환

⑧ 탈항, 치질, 자궁출혈, 음정(陰挺), 변비, 직장 탈출증

4) 鍼法

百會(GV20)를 향하여 前頂(GV21)에서 百會(GV20), 양측 正營(GB17)에서 百會(GV20), 强間(GV18)에서 後頂(GV19)을 거쳐 百會(GV20)까지 두피(scalp)하 지방층에 각각 3cm, 3cm, 3cm, 6cm 매선침으로 시술한다. 혹은 强間(GV18)에서 後頂(GV19), 百會(GV20)를 거쳐 前頂(GV21)까지 9cm 투자(透刺), 正營(GB17)에서 百會(GV20)를 거쳐 반대측 正營(GB17)까지 6cm 투자(透刺) 방법을 사용하는 것도 가능하다.

▶ 參考

① 두통, 정신질환에 다용한다.

② 증상의 경중에 따라 중복매선도 가능하다.

③ 시술시 출혈과, 발침(拔鍼) 후 피부에 실이 남지 않도록 주의를 요한다.

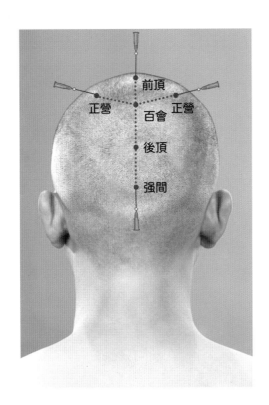

21. 曲差 透 通天

(BL4 ⇒ BL7)

1) 取穴

(1) 曲差(BL4) : 머리, 前髮際(anterior hairline)에서 위쪽으로 0.5寸, 앞정중선(anterior median line)에서 가쪽으로 1.5寸

(2) 五處(BL5) : 머리, 前髮際(anterior hairline)에서 위쪽으로 1寸, 앞정중선(anterior median line)에서 가쪽으로 1.5寸

(3) 承光(BL6) : 머리, 前髮際(anterior hairline)에서 위로 2.5寸, 앞정중선(anterior median line)에서 가쪽으로 1.5寸

(4) 通天(BL7) : 머리, 前髮際(anterior hairline)에서 위쪽으로 4寸, 앞정중선(anterior median line)에서 가쪽으로 1.5寸

2) 解剖

(1) 曲差(BL4)

　① 근육: 이마힘살(前頭筋, frontal belly)

　② 신경: 얼굴신경(顔面神經, facial n.), 이마신경(前頭神經, frontal n.)

　③ 혈관: 얕은관자동·정맥의 이마가지(淺側頭動靜脈의 前頭枝, frontal br. of superficial temporal a. & v.), 도르래위동·정맥(滑車上動·靜脈, supratrochlear a. & v.)

(2) 五處(BL5)

　① 근육: 이마힘살(前頭筋, frontal belly)

　② 신경: 이마신경(前頭神經, frontal n.)

　③ 혈관: 얕은관자동·정맥의 이마가지(淺側頭動靜脈의 前頭枝, frontal br. of superficial temporal a. & v.)

(3) 承光(BL6)

　① 근육: 이마힘살(前頭筋, frontal belly), 머리덮개널힘줄(帽狀腱膜, galea aponeurotica)

　② 신경: 이마신경(前頭神經, frontal n.)

　③ 혈관: 얕은관자동·정맥의 이마가지(淺側頭動靜脈의 前頭枝, frontal br. of superficial temporal a. & v.)

(4) 通天(BL7)

　① 근육: 이마힘살(前頭筋, frontal belly), 머리덮개널힘줄(帽狀腱膜, galea aponeurotica)

② 신경: 이마신경(前頭神經, frontal n.), 뒤통수신경(後頭神經, occipital n.)

③ 혈관: 얕은관자동 · 정맥의 마루가지(淺側頭動 · 靜脈의 頭頂枝, parietal br. of superficial temporal a. & v.), 뒤통수동 · 정맥(後頭動 · 靜脈, occipital a. & v.)

3) 主治

① 두통, 현훈, 안면신경통, 안면신경마비, 면종(面腫)

② 안질환(眼疾患), 안구통(眼球痛), 목예(目翳), 청맹(靑盲), 원시불명(遠視不明), 각막염, 시력약(視力弱)

③ 비색(鼻塞), 비연(鼻淵), 비염, 비출혈(鼻出血), 부비동염, 무취각(無臭覺)

④ 전간(癲癎), 신경쇠약, 히스테리, 정신병

⑤ 척강반절(脊强反折), 척주상통(脊柱上痛), 경항부 강직, 사경(斜頸)

⑥ 심중번만(心中煩滿), 구토, 천식

4) 鍼法

曲差(BL4)에서 五處(BL5), 承光(BL6)을 거쳐 通天(BL7)까지 두피(scalp)하 지방층에 투자(透刺), 9cm 매선침으로 시술한다.

▶ 參考

① 두통, 안면신경마비에 다용한다.

② 안면신경마비가 장기간 치료되지 않고, 특히 이마부분의 마비가 남아 있을 때 본 방법으로 시술하고, 외측으로 5分간격으로 2-3개 평행하게 추가 시술하여 이마힘살(前頭筋, frontal belly)의 기능 회복을 도모한다.

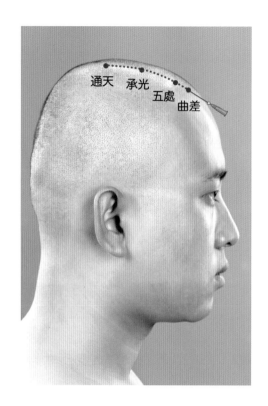

22. 曲差 透 五處
(BL4 ⇒ BL5)

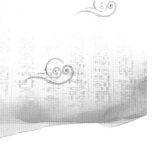

1) 取穴

(1) **曲差(BL4)** : 머리, 前髮際(anterior hairline)에서 위쪽으로 0.5寸, 앞정중선(anterior median line)에서 가쪽으로 1.5寸

(2) **五處(BL5)** : 머리, 前髮際(anterior hairline)에서 위쪽으로 1寸, 앞정중선(anterior median line)에서 가쪽으로 1.5寸

2) 解剖

(1) **曲差(BL4)**

① 근육: 이마힘살(前頭筋, frontal belly)

② 신경: 얼굴신경(顔面神經, facial n.), 이마신경(前頭神經, frontal n.)

③ 혈관: 얕은관자동·정맥의 이마가지(淺側頭動靜脈의 前頭枝, frontal br. of superficial temporal a. & v.), 도르래위동·정맥(滑車上動·靜脈, supratrochlear a. & v.)

(2) **五處(BL5)**

① 근육: 이마힘살(前頭筋, frontal belly)

② 신경: 이마신경(前頭神經, frontal n.)

③ 혈관: 얕은관자동·정맥의 이마가지(淺側頭動靜脈의 前頭枝, frontal br. of superficial temporal a. & v.)

3) 主治

① 두통, 현훈, 두중(頭重), 안면신경통

② 안질환(眼疾患), 목현(目眩)

③ 비색(鼻塞), 비염, 비출혈(鼻出血), 비뉵(鼻衄)

④ 정신질환, 전간(癲癇), 신경쇠약 등

4) 鍼法

曲差(BL4)에서 五處(BL5)까지 피하지방층과 이마힘살(前頭筋, frontal belly) 사이의 膀胱經을 따라 투자(透刺), 3cm 매선침으로 시술한다.

▶ 參考

① 두통, 삼차신경통에 다용한다.

② 비교적 시술이 용이한 부위로, 증상의 경중에 따라 양옆에 나란히 추가로 시술할 수 있다.

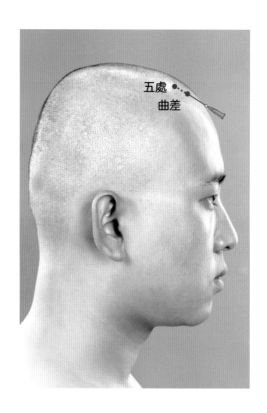

23. 五處 透 通天
(BL5 ⇒ BL7)

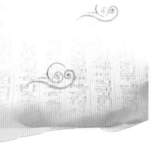

1) 取穴

(1) 五處(BL5) : 머리, 前髮際(anterior hairline)에서 위쪽으로 1寸, 앞정중선(anterior median line)에서 가
쪽으로 1.5寸

(2) 承光(BL6) : 머리, 前髮際(anterior hairline)에서 위로 2.5寸, 앞정중선(anterior median line)에서 가쪽
으로 1.5寸

(3) 通天(BL7) : 머리, 前髮際(anterior hairline)에서 위쪽으로 4寸, 앞정중선(anterior median line)에서 가
쪽으로 1.5寸

2) 解剖

(1) 五處(BL5)
　① 근육: 이마힘살(前頭筋, frontal belly)
　② 신경: 이마신경(前頭神經, frontal n.)
　③ 혈관: 얕은관자동·정맥의 이마가지(淺側頭動靜脈의 前頭枝, frontal br. of superficial temporal a. & v.)

(2) 承光(BL6)
　① 근육: 이마힘살(前頭筋, frontal belly), 머리덮개널힘줄(帽狀腱膜, galea aponeurotica)
　② 신경: 이마신경(前頭神經, frontal n.)
　③ 혈관: 얕은관자동·정맥의 이마가지(淺側頭動靜脈의 前頭枝, frontal br. of superficial temporal a. & v.)

(3) 通天(BL7)
　① 근육: 이마힘살(前頭筋, frontal belly), 머리덮개널힘줄(帽狀腱膜, galea aponeurotica)
　② 신경: 이마신경(前頭神經, frontal n.), 뒤통수신경(後頭神經, occipital n.)
　③ 혈관: 얕은관자동·정맥의 마루가지(淺側頭動·靜脈의 頭頂枝, parietal br. of superficial temporal
　　a. & v.), 뒤통수동·정맥(後頭動·靜脈, occipital a. & v.)

3) 主治

　① 두통, 현훈, 두중통(頭重痛), 후두통(後頭痛), 두선(頭旋), 심번(心煩), 구토, 안면신경마비, 안면신경통
　② 비염, 비색(鼻塞), 비뉵(鼻衄), 비연(鼻淵), 무취각(無臭覺)

③ 목예(目翳), 청맹(靑盲), 원시불명(遠視不明), 각막염, 녹내장

④ 견통, 척강반절(脊强反折), 척주통(脊柱痛), 사경(斜頸)

⑤ 전간(癲癇)

⑥ 천식(喘息)

4) 鍼法

五處(BL5)에서 承光(BL6)을 거쳐 通天(BL7)까지 두피(scalp)하 지방층 및 이마힘살(前頭筋, frontal belly)에 투자(透刺), 6cm 매선침으로 시술한다.

▶ 參考

① 두통, 안면신경마비에 다용한다.

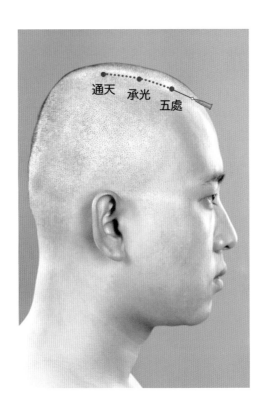

24. 臨泣 透 承靈

(GB15 ⇒ GB18)

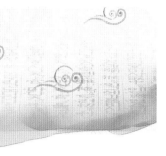

1) 取穴

(1) 臨泣(GB15) : 머리, 동공(pupil) 중심에서 수직으로 위쪽, 前髮際(anterior hairline)에서 머리 안쪽으로 0.5寸

(2) 目窓(GB16) : 머리, 동공(pupil) 중심에서 수직으로 위쪽, 前髮際(anterior hairline)에서 머리 안쪽으로 1.5寸

(3) 正營(GB17) : 머리, 동공(pupil) 중앙에서 수직으로 위쪽, 前髮際(anterior hairline)에서 머리 안쪽으로 2.5寸

(4) 承靈(GB18) : 머리, 동공(pupil) 중심에서 수직으로 위쪽, 前髮際(anterior hairline)에서 머리 안쪽으로 4寸

2) 解剖

(1) 臨泣(GB15)
  ① 근육: 뒤통수이마근의 이마힘살(後頭前頭筋의 前頭筋, frontal belly of occipitofrontalis m.)
  ② 신경: 이마신경의 가쪽가지(前頭神經의 外側枝, lateral br. of frontal n.)
  ③ 혈관: 눈확위동맥(眼窩上動脈, supraorbital a.), 얕은관자동·정맥의 이마가지(淺側頭動·靜脈의 前頭枝, frontal br. of superficial temporal a. & v.), 이마판사이정맥(前頭板間靜脈, frontal diploic v.)

(2) 目窓(GB16)
  ① 근육: 뒤통수이마근의 이마힘살(後頭前頭筋의 前頭筋, frontal belly of occipitofrontalis m.)
  ② 신경: 이마신경의 가쪽가지(前頭神經의 外側枝, lateral br. of frontal n.)
  ③ 혈관: 얕은관자동·정맥(淺側頭動·靜脈, superficial temporal a. & v.), 이마판사이정맥(前頭板間靜脈, frontal diploic v.)

(3) 正營(GB17)
  ① 근육: 뒤통수이마근의 이마힘살(後頭前頭筋의 前頭筋, frontal belly of occipitofrontalis m.)
  ② 신경: 이마신경(前頭神經, frontal n.)
  ③ 혈관: 얕은관자동·정맥(淺側頭動·靜脈, superficial temporal a. & v.)

(4) 承靈(GB18)

① 근육: 머리덮개널힘줄(帽狀腱膜, galea apo- neurotica), 관자근(側頭筋, temporalis m.)

② 신경: 큰뒤통수신경(大後頭神經, greater occipital n.)

③ 혈관: 얕은관자동·정맥(淺側頭動·靜脈, superficial temporal a. & v.), 뒤통수동·정맥(大後頭動·靜脈, occipital a. & v.)

3) 主治

① 편두통, 항강통(項强痛), 현훈, 아치통(牙齒痛), 오심(惡心)

② 구토, 졸중풍(卒中風), 대뇌출혈, 실신, 지주막하출혈, 뇌출혈에 의한 반신불수, 뇌혈관의 혈전

③ 급만성 결막염, 목외자동통(目外眥疼痛), 안루출(眼漏出), 안검염(眼瞼炎), 목통(目痛)

④ 비색(鼻塞), 비연(鼻淵)

4) 鍼法

臨泣(GB15)에서 目窓(GB16), 正營(GB17)을 거쳐 承靈(GB18)까지 이마힘살(前頭筋, frontal belly)과 두피(scalp)하 지방층 사이에 투자(透刺), 9cm 매선침으로 시술한다.

▶ 參考

① 두통, 안면신경마비에 다용한다.

② 안면신경마비의 이마부위 마비가 지속될 경우 曲差透通天(BL4 ⇒ BL7) 방법과 함께 시술한다.

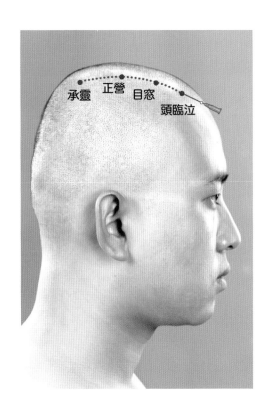

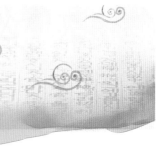

25. 率谷 透 角孫
(GB8 ⇒ TE20)

1) 取穴

(1) 率谷(GB8) : 머리, 귓바퀴끝(auricular apex)에서 수직으로 위쪽, 관자놀이 머리카락경계선(temporal hairline)에서 위쪽으로 1.5寸

(2) 角孫(TE20) : 머리, 귓바퀴끝(auricular apex)의 바로 위쪽 지점

2) 解剖

(1) 率谷(GB8)

① 근육: 관자마루근(側頭頭頂筋, temporoparietalis m.), 앞귓바퀴근(前耳介筋, auricularis anterior m.)

② 신경: 귓바퀴관자신경(耳介側頭神經, auriculotemporal n.), 작은뒤통수신경(小後頭神經, lesser occipital n.)

③ 혈관: 뒤귓바퀴동·정맥(後耳介動·靜脈, posterior auricular a. & v.), 얕은관자동·정맥(淺側頭動·靜脈, superficial temporal a. & v.)

(2) 角孫(TE20)

① 근육: 관자마루근(側頭頭頂筋, temporoparietalis m.), 위귓바퀴근(上耳介筋, auricularis superior m.)

② 신경: 큰귓바퀴신경의 뒤가지(大耳介神經의 後枝, posterior br. of great auricular n.), 작은뒤통수신경(小後頭神經, lesser occipital n.), 아래턱신경의 얕은관자가지(下顎神經, superficial temporal brs. of mandibular n.)

③ 혈관: 뒤귓바퀴동·정맥(後耳介動·靜脈, posterior auricular a. & v.), 얕은관자동·정맥(淺側頭動·靜脈, superficial temporal a. & v.)

3) 主治

① 급성 두통, 편두통, 측두통, 치통, 순조(脣燥), 저작곤란

② 이통(耳痛), 이곽홍종(耳廓紅腫)

③ 목예(目翳), 안구돌출(眼球突出), 망막출혈, 안무(眼霧), 시신경염

④ 고열, 뇌출혈 후유증, 소아급성경풍(小兒急性驚風)

⑤ 정신질환, 전간(癲癇), 신경쇠약

⑥ 위장한담(胃腸寒痰), 소화장애, 구토, 애기(噯氣), 번만(煩滿)

4) 鍼法

率谷(GB8)에서 角孫(TE20)까지 두피(scalp) 아래 관자마루근(側頭頭頂筋, temporoparietalis m.) 위에 투자(透刺), 3cm 매선침으로 시술한다.

▶ 參考

① 편두통, 일체 실증성(實證性) 두통에 다용한다.

② 증상이 심할 경우 2-3개 중복 투자(透刺)도 가능하다.

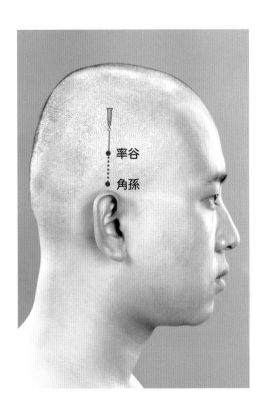

26. 風池 透 率谷
(GB20 ⇒ GB8)

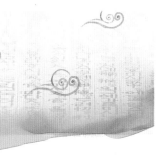

1) 取穴

(1) 風池(GB20) : 목 부위, 뒤통수뼈(occipital bone)의 아래쪽, 목빗근이 이는곳(origins of sternocleido-mastiod muscle)과 등세모근(trapezius muscle) 사이의 오목한 곳

(2) 率谷(GB8) : 머리, 귓바퀴끝(auricular apex)에서 수직으로 위쪽, 관자놀이 머리카락경계선(temporal hairline)에서 위쪽으로 1.5寸

2) 解剖

(1) 風池(GB20)

① 근육: 등세모근(僧帽筋, trapezius m.), 머리반가시근(頭半棘筋, semispinalis capitis m.), 위머리빗근(上頭斜筋, obliquus capitis superior m.), 아랫머리빗근(下頭斜筋, obliquus capitis inferior m.), 큰뒤머리곧은근(大後頭直筋, rectus capitis posterior major m.), 작은머리곧은근(小後頭直筋, rectus capitis posterior minor m.) 머리널판근(頭板狀筋, splenius capitis m.)

② 신경: 큰뒤통수신경(大後頭神經, greater occipital n.), 작은뒤통수신경(小後頭神經, lesser occipital n.), 더부신경(副神經, accessory n.)

③ 혈관: 뒤통수동·정맥(大後頭動·靜脈, occipital a. & v.)

(2) 率谷(GB8)

① 근육: 관자마루근(側頭頭頂筋, temporoparietalis m.), 위귓바퀴근(上耳介筋, superior auricular m.)

② 신경: 귓바퀴관자신경(耳介側頭神經, auriculotemporal n.), 작은뒤통수신경(小後頭神經, lesser occipital n.)

③ 혈관: 뒤귓바퀴동·정맥(後耳介動·靜脈, posterior auricular a. & v.), 얕은관자동·정맥(淺側頭動·靜脈, superficial temporal a. & v.)

3) 主治

① 두통, 현훈, 목현(目眩), 편두통, 측두통

② 유행성감기, 비염, 비뉵(鼻衄), 인후염, 해수, 객담

③ 소화장애, 위장한담(胃腸寒痰), 구토, 애기(噯氣), 번만(煩滿)

④ 이롱(耳聾), 이명

⑤ 중풍, 상하지불수(上下肢不遂), 혼미

⑥ 목불명(目不明), 영풍유루(迎風流淚), 시신경위축

⑦ 경항통(頸項痛), 비증(痺症), 척려강통(脊膂強痛), 낙침(落枕)

4) 鍼法

風池(GB20)에서 동측 率谷(GB8)까지 두피(scalp)하 지방층을 따라 투자(透刺), 9cm 매선침으로 시술한다.

▶ 參考

① 편두통, 후두통(後頭痛)에 다용한다.

② 두개골의 볼록한 부위를 따라 진침(進鍼)해야 하므로 침첨(鍼尖)이 두피(scalp)로 나오지 않도록 왼쪽 손의 적절한 보조가 필요하다. 진침 속도를 완만히 하고 침첨(鍼尖)의 진행부위에 주의를 집중한다.

③ 率谷(GB8)에서 風池(GB20)로 진침(進鍼)도 가능하다.

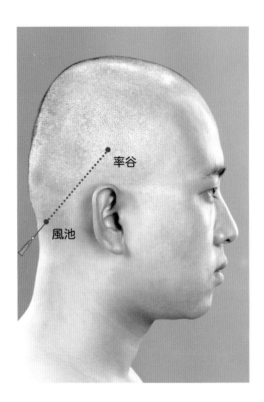

率谷

風池

27. 頷厭 透 曲鬢
(GB4 ⇒ GB7)

1) 取穴

(1) 頷厭(GB4) : 머리, 頭維(ST8)와 曲鬢(GB7)을 연결하는 곡선에서 위쪽으로부터 1/4과 아래쪽으로부터 3/4이 되는 지점

(2) 懸顱(GB5) : 머리, 頭維(ST8)와 曲鬢(GB7)을 연결하는 곡선의 중점

(3) 懸釐(GB6) : 머리, 頭維(ST8)와 曲鬢(GB7)을 연결하는 곡선에서 위쪽으로부터 3/4과 아래쪽으로부터 1/4이 되는 지점

(4) 曲鬢(GB7) : 머리, 귓바퀴끝(auricular apex)을 지나는 수평선과 관자놀이 머리카락경계선(temple hair-line)의 뒤모서리를 지나는 수직선이 만나는 지점

2) 解剖

(1) 頷厭(GB4)

 ① 근육: 관자근(側頭筋, temporalis m.)

 ② 신경: 귓바퀴관자신경(耳介側頭神經, auriculotemporal n.), 눈확위신경의 가쪽가지(眼窩上神經의 外側枝, lateral br. of supraorbital n.), 광대신경의 광대관자가지(觀骨神經의 觀骨側頭枝, zygomaticotemporal br. of zygomatic n.)

 ③ 혈관: 얕은관자동·정맥(淺側頭動·靜脈, superficial temporal a. & v.), 앞관자판사이정맥(前側頭板間靜脈, anterior temporal diploic v.)

(2) 懸顱(GB5)

 ① 근육: 관자근(側頭筋, temporalis m.), 관자마루근(側頭頭頂筋, temporoparietalis m.)

 ② 신경: 귓바퀴관자신경(耳介側頭神經, auriculotemporal n.), 눈확위신경의 가쪽가지(眼窩上神經의 外側枝, lateral br. of supraorbital n.), 광대신경의 광대관자가지(觀骨神經의 觀骨側頭枝, zygomaticotemporal br. of zygomatic n.)

 ③ 혈관: 얕은관자동·정맥(淺側頭動·靜脈, superficial temporal a. & v.), 앞관자판사이정맥(前側頭板間靜脈, anterior temporal diploic v.)

(3) 懸釐(GB6)

 ① 근육: 관자마루근(側頭頭頂筋, temporoparietalis m.), 앞귓바퀴근(前耳介筋, auricularis anterior m.)

② 신경: 귓바퀴관자신경(耳介側頭神經, auriculotemporal n.), 광대신경의 광대관자가지(觀骨神經의 觀骨側頭枝, zygomaticotemporal br. of zygomatic n.)

③ 혈관: 얕은관자동·정맥(淺側頭動·靜脈, superficial temporal a. & v.)

(4) 曲鬢(GB7)

① 근육: 관자마루근(側頭頭頂筋, temporoparietalis m.), 앞귓바퀴근(前耳介筋, auricularis anterior m.)

② 신경: 귓바퀴관자신경(耳介側頭神經, auriculotemporal n.)

③ 혈관: 얕은관자동·정맥(淺側頭動·靜脈, superficial temporal a. & v.)

3) 主治

① 편두통, 현훈, 두풍(頭風), 목외자통(目外眥痛) 안면신경마비, 안면신경경련, 삼차신경통, 아관긴급(牙關緊急), 치통

② 경항통(頸項痛), 사경(斜頸), 항마비(項麻痺)

③ 신경쇠약, 억울(抑鬱), 번만(煩滿)

④ 비염, 비출혈(鼻出血)

⑤ 목적종통(目赤腫痛), 안질환(眼疾患), 망막출혈

4) 鍼法

頷厭(GB4)에서 懸顱(GB5), 懸釐(GB6)를 통과하여 曲鬢(GB7)까지 두피(scalp)하에 투자(透刺), 6cm 매선침으로 시술한다. 足少陽膽經을 따라 각각의 경혈을 지나며 약간 곡선으로 진행한다.

▶ 參考

① 편두통, 현훈, 신경쇠약 등의 증상에 다용한다.

② 진침(進鍼)시 관자근(側頭筋, temporalis m.) 부위에서 자침심도가 깊어져 심한 통증이 유발되지 않도록 주의한다.

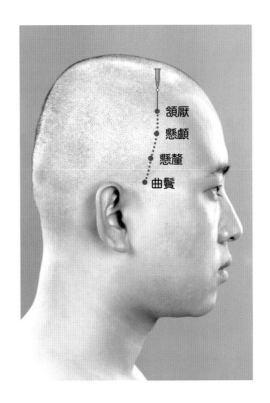

28. 天衝 透 腦空
(GB9 ⇒ GB19)

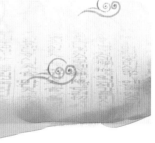

1) 取穴

(1) 天衝(GB9) : 머리, 귓바퀴뿌리(auricular root) 뒤모서리에서 수직으로 위쪽, 髮際(hairline)에서 위쪽으로 2寸

(2) 腦空(GB19) : 머리, 風池(GB20)에서 수직으로 위쪽, 바깥뒤통수뼈융기(external occipital protuberance) 위모서리와 같은 높이

2) 解剖

(1) 天衝(GB9)

① 근육: 관자마루근(側頭頭頂筋, temporoparietalis m.)

② 신경: 귓바퀴관자신경(耳介側頭神經, auriculotemporal n.), 작은뒤통수신경(小後頭神經, lesser occipital n.)

③ 혈관: 뒤귓바퀴동·정맥(後耳介動·靜脈, posterior auricular a. & v.), 얕은관자동·정맥(淺側頭動·靜脈, superficial temporal a. & v.)

(2) 腦空(GB19)

① 근육: 뒤통수이마근의 뒤통수힘살(後頭前頭筋의 後頭筋, occipital belly of occipitofrontalis m.), 머리가장긴근(頭最長筋, longissimus capitis m.), 머리반가시근(頭半棘筋, semispinalis capitis m.)

② 신경: 큰뒤통수신경(大後頭神經, greater occipital n.), 작은뒤통수신경(小後頭神經, lesser occipital n.)

③ 혈관: 뒤통수동·정맥(大後頭動·靜脈, occipital a. & v.), 뒤귓바퀴동·정맥(後耳介動·靜脈, posterior auricular a. & v.)

3) 主治

① 두통, 현훈, 치통, 치은종(齒齗腫)

② 고열, 신열(身熱)

③ 뇌출혈 후유증

④ 정신질환, 전간(癲癎), 신경쇠약

⑤ 경항부 마목(麻木), 항강(項强)

⑥ 이명

⑦ 심계항진

4) 鍼法

天衝(GB9)에서 腦空(GB19)까지 두피(scalp)하 지방층에 투자(透刺), 6cm 매선침으로 시술한다.

▶ 參考

① 편두통, 정신질환에 다용한다.

② 두개골의 볼록한 부위에 매선해야 하며, 왼쪽 손으로 침첨(鍼尖)의 방향을 유도하여 두피(scalp)를 뚫고 나오지 않도록 진침(進鍼)시킨다.

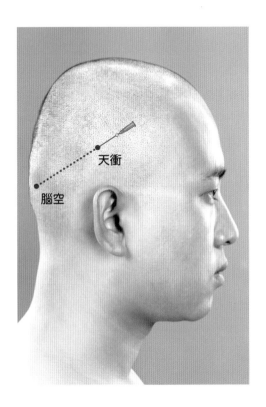

29. 天衝 透 竅陰
(GB9 ⇒ GB11)

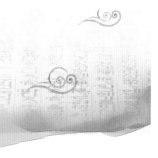

1) 取穴

(1) 天衝(GB9) : 머리, 귓바퀴뿌리(auricular root) 뒤모서리에서 수직으로 위쪽, 髮際(hairline)에서 위쪽으로 2寸

(2) 浮白(GB10) : 머리, 꼭지돌기(mastoid process)의 위뒤쪽, 天衝(GB9)에서 完骨(GB12)을 연결하는 곡선에서 위로부터 1/3과 아래로부터 2/3가 되는 지점

(3) 竅陰(GB11) : 머리, 꼭지돌기(mastoid process) 위뒤쪽, 天衝(GB9)에서 完骨(GB12)을 연결하는 곡선에서 위쪽으로부터 2/3과 아래쪽으로부터 1/3이 되는 지점

2) 解剖

(1) 天衝(GB9)

　① 근육: 관자마루근(側頭頭頂筋, temporoparietalis m.)

　② 신경: 귓바퀴관자신경(耳介側頭神經, auriculotemporal n.), 작은뒤통수신경(小後頭神經, lesser occipital n.)

　③ 혈관: 뒤귓바퀴동·정맥(後耳介動·靜脈, posterior auricular a. & v.), 얕은관자동·정맥(淺側頭動·靜脈, superficial temporal a. & v.)

(2) 浮白(GB10)

　① 근육: 관자마루근(側頭頭頂筋, temporoparietalis m.)

　② 신경: 귓바퀴관자신경(耳介側頭神經, auriculotemporal n.), 작은뒤통수신경(小後頭神經, lesser occipital n.)

　③ 혈관: 뒤통수동·정맥(後頭動·靜脈, occipital a. & v.), 뒤귓바퀴동·정맥(後耳介動·靜脈, posterior auricular a. & v.)

(3) 竅陰(GB11)

　① 근육: 뒤통수이마근의 뒤통수힘살(後頭前頭筋의 後頭筋, occipital belly of occipitofrontalis m.), 뒤귓바퀴근(後耳介筋, auricularis posterior m.)

　② 신경: 귓바퀴관자신경(耳介側頭神經, auriculotemporal n.), 작은뒤통수신경(小後頭神經, lesser occipital n.), 뒤귓바퀴신경(後耳介神經, posterior auricular n)

③ 혈관: 뒤통수동 · 정맥(後頭動 · 靜脈, occipital a. & v.), 뒤귓바퀴동 · 정맥(後耳介動 · 靜脈, posteri-or auricular a. & v.)

3) 主治

① 두통, 현훈, 두정통(頭頂痛), 치통, 치은염

② 간질, 정신질환, 전간(癲癎), 섬어(譫語), 신경쇠약

③ 이명, 난청, 이롱(耳聾)

④ 목통(目痛), 안질환, 안통(眼痛)

⑤ 후비(喉痺), 해역담말(咳逆痰沫)

⑥ 경항통(頸項痛), 협통(脇痛), 족위불능행(足痿不能行,) 하지마비

4) 鍼法

天衝(GB9)에서 浮白(GB10)을 지나 竅陰(GB11)까지 두피(scalp)하 지방층에 투자(透刺), 6cm 매선침으로 시술한다.

▶ 參考

① 편두통, 정신질환 등에 다용한다.

② 볼록한 부위의 진침(進鍼)에 주의롤 요한다.

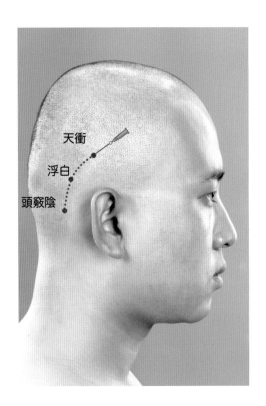

天衝

浮白

頭竅陰

30. 瘈脈 透 耳庭
(TE18 ⇒ Ijeong; extra point)

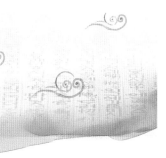

1) 取穴

(1) 瘈脈(TE18) : 머리, 꼭지돌기(mastoid process) 중심, 翳風(TE17)에서 角孫(TE20)을 연결하는 곡선에
　　서 위쪽으로부터 2/3와 아래쪽으로부터 1/3이 되는 지점

(2) 耳庭(Ijeong;extrapoint) : 귀, 이갑강(耳甲腔), 외이도 입구에서 외측으로 2分 떨어진 곳

2) 解剖

(1) 瘈脈(TE18)

　① 근육: 뒤귓바퀴근(後耳介筋, auricularis posterior m.)

　② 신경: 귓바퀴신경의 뒤가지(大耳介神經의 後枝, posterior br. of great auricular n.), 얼굴신경의 귓바
　　쿼가지(顔面神經의 耳介枝, auricular br. of facial n.)

　③ 혈관: 뒤귓바퀴동·정맥(後耳介動·靜脈, posterior auricular a. & v.)

(2) 耳庭(Ijeong;extrapoint)

　① 근육: 작은귀둘레근(小耳輪筋, helicis minor m.)

　② 신경: 미주신경의 귓바퀴분지(迷走神經의 耳介分枝, auricular br. of vagus n.)

　③ 혈관: 얕은관자동·정맥(淺側頭動·靜脈, superficial temporal a. & v.)

3) 主治

　① 이롱(耳聾), 이명, 중이염

　② 두통, 두풍(頭風)

　③ 목불명(目不明)

　④ 소아전간(小兒癲癇)

　⑤ 구토, 설사

4) 鍼法

耳廓을 앞쪽으로 당긴 뒤 瘈脈(TE18)에서 耳廓 밑을 지나 耳甲腔의 耳庭을 향하여 투자(透刺), 4cm 매선침으로 시술한다.

▶ 參考

① 耳疾患, 두통, 구토, 설사 등에 다용한다.

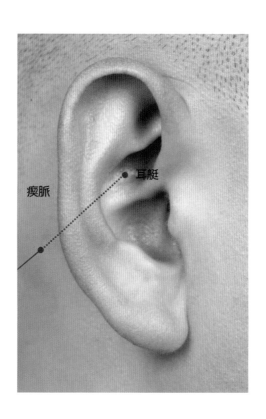

31. 安眠₁ 透 安眠₂

(Anmyeon₁; extra point ⇒ Anmyeon₂; extra point)

1) 取穴

(1) 安眠₁(Anmyeon₁; extra point) : 목 뒤부위, 귓불(earlobe)의 뒤 목빗근 부착부, 꼭지돌기(mastoid process) 아래 오목한 곳에서 위로 0.5寸

(2) 安眠₂(Anmyeon₂; extra point) : 목 뒤부위, 風池(GB20)와 翳明(EX-HN14)을 연결하는 선의 중점

2) 解剖

(1) 安眠₁ (Anmyeon₁; extra point)

① 근육: 목빗근(胸鎖乳突筋, sternocleidomastoid m.)

② 신경: 큰귓바퀴신경의 뒤가지(大耳介神經의 後枝, posterior br. of great auricular n.), 더부신경(副神經, accessory n.), 작은뒤통수신경(小後頭神經, lesser occipital n.), 얼굴신경의 귓바퀴가지(顔面神經의 耳介枝, auricular br. of facial n.)

③ 혈관: 뒤귓바퀴동 · 정맥(後耳介動 · 靜脈, posterior auricular a. & v.), 뒤통수동맥(後頭動脈, occipital artery)

(2) 安眠₂ (Anmyeon₂; extra point)

① 근육: 목빗근(胸鎖乳突筋, sternocleidomastoid m.)

② 신경: 더부신경(副神經, accessory n.), 큰뒤통수신경(大後頭神經, greater occipital n.), 작은뒤통수신경(小後頭神經, lesser occipital n.)

③ 혈관: 뒤귓바퀴동 · 정맥(後耳介動 · 靜脈, posterior auricular a. & v.), 뒤통수동 · 정맥(後頭動 · 靜脈, occipital a. & v.)

3) 主治

① 실면, 불면

② 현훈, 두통, 심계(心悸)

③ 신경쇠약, 전간(癲癇), 히스테리, 정신질환, 정신분열증

4) 鍼法

安眠$_1$에서 동측 安眠$_2$까지 목빗근(胸鎖乳突筋, sternocleidomastoid m.) 위의 피하지방층에 투자(透刺), 3cm 매선침으로 시술한다. 천자(淺刺)하여 목빗근(胸鎖乳突筋, sternocleidomastoid m.) 위에 시술할 수 있도록 한다.

▶ 參考

① 수면장애, 정신질환에 다용한다.

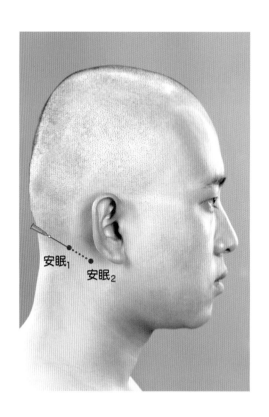

32. 神智 透 瘈風
(Sinji; extra point ⇒ TE17)

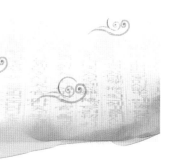

1) 取穴

(1) 神智(Sinji; extra point) : 머리, 꼭지돌기(mastoid process) 중심, 瘈風(TE17)에서 角孫(TE20)을 연결하는 곡선에서 위쪽으로부터 1/4과 아래쪽으로부터 3/4이 되는 지점

(2) 顱息(TE19) : 머리, 瘈風(TE17)에서 角孫(TE20)을 연결하는 곡선에서 위쪽으로부터 1/3과 아래쪽으로부터 2/3가 되는 지점

(3) 瘈脈(TE18) : 머리, 꼭지돌기(mastoid process) 중심, 瘈風(TE17)에서 角孫(TE20)을 연결하는 곡선에서 위쪽으로부터 2/3와 아래쪽으로부터 1/3이 되는 지점

(4) 瘈風(TE17) : 앞부위, 귓불(ear lobe)의 뒤쪽, 꼭지돌기(mastoid process) 아래끝의 앞쪽 오목한 곳

2) 解剖

(1) 神智(Sinji; extra point)

① 근육: 뒤귓바퀴근(後耳介筋, auricularis posterior m.)

② 신경: 큰귓바퀴신경의 뒤가지(大耳介神經의 後枝, posterior br. of great auricular n.), 얼굴신경의 귓바퀴가지(顔面神經의 耳介枝, auricular br. of facial n.)

③ 혈관: 뒤귓바퀴동·정맥(後耳介動·靜脈, posterior auricular a. & v.)

(2) 顱息(TE19)

① 근육 : 뒤귓바퀴근(後耳介筋, auricularis posterior m.)

② 신경 : 큰귓바퀴신경의 뒤가지(大耳介神經의 後枝, posterior br. of great auricular n.), 작은뒤통수신경(小後頭神經, lesser occipital n.)

③ 혈관 : 뒤귓바퀴동·정맥(後耳介動·靜脈, posterior auricular a. & v.)

(3) 瘈脈(TE18)

① 근육: 뒤귓바퀴근(後耳介筋, auricularis posterior m.)

② 신경: 귓바퀴신경의 뒤가지(大耳介神經의 後枝, posterior br. of great auricular n.), 얼굴신경의 귓바퀴가지(顔面神經의 耳介枝, auricular br. of facial n.)

③ 혈관: 뒤귓바퀴동·정맥(後耳介動·靜脈, posterior auricular a. & v.)

(4) 瘈風(TE17)

① 근육: 목빗근(胸鎖乳突筋, sternocleidomastoid m.)

② 신경: 큰귓바퀴신경의 뒤가지(大耳介神經의 後枝, posterior br. of great auricular n.), 더부신경(副神經, accessory n.), 얼굴신경의 귓바퀴가지(顔面神經의 耳介枝, auricular br. of facial n.)

③ 혈관: 뒤귓바퀴동·정맥(後耳介動·靜脈, posterior auricular a. & v.), 뒤통수동맥(後頭動脈, occipi-tal artery)

3) 主治

① 신경쇠약, 정신병, 신경증, 전간(癲癇)

② 이롱(耳聾), 이명, 중이염, 이하선염

③ 두통, 두풍(頭風), 안면신경마비, 삼차신경통

④ 중풍 반신불수, 성아(聲啞), 구금불개(口噤不開), 상하지마비

⑤ 고혈압, 저혈압

⑥ 구토, 설사

⑦ 천식

4) 鍼法

神智에서 耳廓과 측두의 경계선을 따라 피하 지방층에 顱息(TE19), 瘈脈(TE18)을 거쳐 翳風(TE17)까지 투자(透刺), 9cm 매선침으로 시술한다.

▶ 參考

① 耳疾患, 편두통, 삼차신경통 등에 다용한다.

② 피부의 천층에 시술될 경우 통증이 유발될 수 있다. 피하를 따라 시술한다.

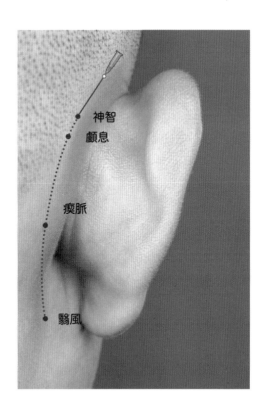

神智
顱息
瘈脈
翳風

33. 翳風 透 翳風

(TE17 ⇒ TE17)

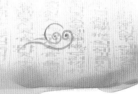

1) 取穴

(1) 翳風(TE17) : 목앞부위, 귓불(ear lobe)의 뒤쪽, 꼭지돌기(mastoid process) 아래끝의 앞쪽 오목한 곳

2) 解剖

(1) 翳風(TE17)
① 근육: 목빗근(胸鎖乳突筋, sternocleidomastoid m.)
② 신경: 큰귓바퀴신경의 뒤가지(大耳介神經의 後枝, posterior br. of great auricular n.), 더부신경(副神經, accessory n.), 얼굴신경의 귓바퀴가지(顏面神經의 耳介枝, auricular br. of facial n.)
③ 혈관: 뒤귓바퀴동·정맥(後耳介動·靜脈, posterior auricular a. & v.), 뒤통수동맥(後頭動脈, occipital artery)

3) 主治

① 두통, 현훈, 항강(項强), 안면신경마비, 안면근육경련, 삼차신경통, 협종(頰腫)
② 이명, 이롱(耳聾), 이하선염
③ 편도염, 인후염
④ 중풍반신불수, 구금불개(口噤不開), 상하지마비

4) 鍼法

翳風(TE17)에서 대측 翳風(TE17)까지 피하지방을 따라 등세모근(僧帽筋, trapezius muscle) 위에 투자(透刺), 9cm 매선침으로 시술한다. 복와위(腹臥位)로 취혈하며 양측 翳風(TE17)에서 반대측 翳風(TE17)을 향해 시술한다.

▶ 參考

① 두통, 현훈, 안면신경마비의 편두통 등에 다용한다.

② 주로 양측 翳風(TE17)에서 督脈을 향하여 자침한다.

③ 자침심도가 깊어지면 통증을 유발하는 경우가 많으므로 피하를 따라 진침(進鍼)한다.

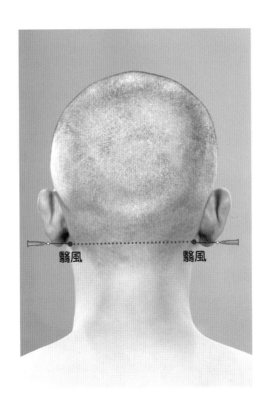

34. 風池 透 風池
(GB20 ⇒ GB20)

1) 取穴

(1) 風池(GB20) : 목 부위, 뒤통수뼈(occipital bone)의 아래쪽, 목빗근이 이는곳(origins of sternocleido-mastiod muscle)과 등세모근(trapezius muscle) 사이의 오목한 곳

(2) 風府(GV16) : 목 뒤부위, 바깥뒤통수뼈융기(external occipital protuberance)에서 수직으로 아래쪽, 양쪽 등세모근(trapezius muscle) 사이의 오목한 곳

2) 解剖

(1) 風池(GB20)

① 근육: 등세모근(僧帽筋, trapezius m.), 머리반가시근(頭半棘筋, semispinalis capitis m.), 위머리빗근(上頭斜筋, obliquus capitis superior m.), 아랫머리빗근(下頭斜筋, obliquus capitis inferior m.), 큰뒤머리곧은근(大後頭直筋, rectus capitis posterior major m.), 작은머리곧은근(小後頭直筋, rectus capitis posterior minor m.) 머리널판근(頭板狀筋, splenius capitis m.)

② 신경: 큰뒤통수신경(大後頭神經, greater occipital n.), 작은뒤통수신경(小後頭神經, lesser occipital n.), 더부신경(副神經, accessory n.)

③ 혈관: 뒤통수동ㆍ정맥(大後頭動ㆍ靜脈, occipital a. & v.)

(2) 風府(GV16)

① 근육: 목덜미인대(項靭帶, nuchal lig.)

② 신경: 큰뒤통수신경(大後頭神經, greater occipital n.), 셋째뒤통수신경(第三後頭神經, third occipital n.)

③ 혈관: 뒤통수동ㆍ정맥(後頭動ㆍ靜脈, occipital a. & v.)

3) 主治

① 현훈, 편두통, 후두통(後頭痛)

② 경항통(頸項痛), 견배통(肩背痛), 척려강통(脊膂强痛), 낙침(落枕), 비증(痺症)

③ 유행성 감기, 인후종통, 비염, 비뉵(鼻衄), 인후염

④ 안과질환, 목불명(目不明), 목현(目眩), 영풍유루(迎風流淚)

98

⑤ 이명, 이롱(耳聾), 현훈

⑥ 중풍, 반신불수, 설완불어(舌緩不語), 혼미

⑦ 정신분열증, 정신질환, 전간(癲癎)

4) 鍼法

風池(GB20)에서 風府(GV16)를 거쳐 반대측 風池(GB20)를 향해 등세모근(僧帽筋, trapezius muscle)에 투자(透刺), 9cm 매선침으로 시술한다.

▶ 參考

① 후두통(後頭痛), 항강(項强), 낙침(落枕)에 다용한다.

② 항강(項强)이 심한 경우 양측 風池(GB20)에서 반대측 風池(GB20)를 향해 중복되게 매선침을 시술한다.

③ 경추의 회전 및 굴곡 운동에 의해 자극을 많이 받는 부위로 매선침 시술 후 1-2일간 타 부위에 비해 이물감을 많이 느끼기도 하나 특별한 처치를 요하지는 않는다. 1-2일 경과 후 이물감이 줄어들면서 항강(項强), 낙침(落枕)의 증상이 개선됨을 볼 수 있다.

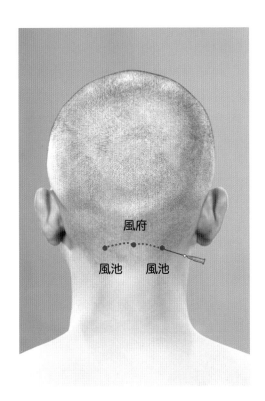

35. 透腦縱線要穴

1) 取穴

후발제의 중점에서 아래로 5分 떨어진 곳 1혈, 둘째 목뼈부터 둘째 등뼈까지 각 가시돌기 사이 7혈, 모두 8혈

2) 主治

① 대뇌발육의 장애

② 항강(項强), 낙침(落枕), 경항강통(頸項强痛), 후두통(後頭痛)

3) 鍼法

목 뒤부위 뒤정중선(posterior median line) 후발제 아래 5分에서 첫째 등뼈 가시돌기 아래까지 피하지방층에 투자(透刺), 9cm 매선침으로 시술한다. 혹은 각 가시돌기 사이에 3cm 매선침으로 직자(直刺)하기도 한다.

▶ 參考

① 항강(項强), 낙침(落枕), 후두통(後頭痛)에 시술시 본 방법과 風池透風池(GB20 ⇒ GB20)의 투자법(透刺法), C5-C6, C6-C7, C7-T1 높이의 夾脊(EX-B2)에 직자(直刺)하는 시술법 및 C5-T3 높이의 夾脊(EX-B2)을 따라 피하지방층에 투자(透刺)하는 방법을 병행 시술한다.

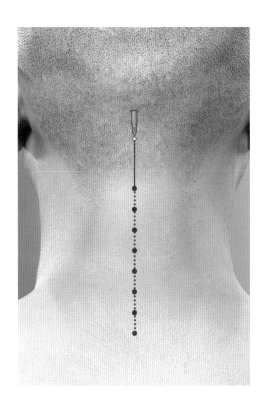

36. 容後 透 增音

(Yonghu; extra point ⇒ Jeungeum; extra point)

1) 取穴

(1) 容後(Yonghu; extra point) : 목 앞부위, 귓불(earlobe) 뒤 꼭지돌기(mastoid process) 아래끝 앞쪽 오목한 곳(翳風, TE17)에서 아래로 1.5寸, 天容의 뒤쪽에 위치

(2) 增音(Jeungeum; extra point) : 목 앞부위, 방패연골(thyroid catilage) 위모서리 가운데 오목한 곳과 턱뼈각(mandibular angle)을 연결하는 선의 중점

2) 解剖

(1) 容後(Yonghu; extra point)

① 근육: 목빗근(胸鎖乳突筋, sternocleidomastoid m.),

② 신경: 미주신경(迷走神經, vagus n.), 더부신경(副神經, accessory n.), 큰귓바퀴신경(大耳介神經, great auricular n.), 얼굴신경의 목가지(顏面神經의 頸枝, cervical br. of facial n.)

③ 혈관: 속목동맥(內頸動脈, internal carotid a.), 바깥목동맥(外頸動脈, external carotid a.), 속목정맥(內頸靜脈, internal jugular v.), 바깥목정맥(外頸精脈, external jugular v.), 위턱동 · 정맥(上顎動 · 靜脈, maxillary a. & v.), 얼굴동맥(顏面動脈, facial a.)

(2) 增音(Jeungeum; extra point)

① 근육: 넓은목근(廣頸筋, platysma m.)

② 신경: 얼굴신경(顏面神經, facial n.) 혀밑신경(舌下神經, hyoglossal n.)

③ 혈관: 상갑상샘동정 · 맥(上甲狀腺動 · 靜脈,, superior thyroid a. & v.), 혀동 · 정맥(舌動 · 靜脈, lingual a. & v.)

3) 主治

① 성대질환, 실어, 설강불어(舌强不語), 설염(舌炎), 치통

② 두통, 이롱(耳聾), 이명

③ 편도염, 인후염

4) 鍼法

容後에서 턱뼈각(下顎角, mandibular angle) 아래를 통과하여 咽喉部, 扁桃體 부위의 增音까지 투자(透刺). 6cm 매선침으로 시술한다.

▶ 參考

① 편도염, 인후염에 다용한다.

② 피하지방의 증가로 볼살이 늘어진 경우 본 시술부위와 평행하게 여러 개 시술하여 지방을 감소시킨다.

③ 시술시 천자(淺刺)하여 피하를 따라 진침(進鍼)시킨다.

④ 턱뼈각(下顎角, mandibular angle) 내측 부위는 혈관이 파열되는 경우가 많고, 부종이 발생되기 쉽다. 내출혈시 즉시 안압하고, 냉찜질을 시행한다.

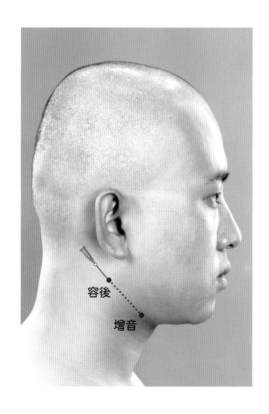

容後

增音

37. 外金津 透 外玉液

(Oegeumjin; extra point ⇒ Oeokaek; extra point)

1) 取穴

(1) 外金津 · 外玉液 (Oegeumjin · Oeokaek; extra points) : 목 앞부위, 갑상연골에서 위로 1.5寸, 앞정중선 (anterior median line)에서 가쪽으로 3分, 고개를 들고 취혈한다.

2) 解剖

(1) 外金津 · 外玉液 (Oegeumjin · Oeokaek; extra points)
① 근육: 턱목뿔근(下顎舌骨筋, mylohyoideus m.), 턱끝목뿔근(頤舌骨筋, geniohyoideus m.), 목뿔혀근 (頤舌筋, hyoglossus m.), 붓목뿔근(頸突舌骨筋, stylohyoid m.)
② 신경: 혀밑신경(舌下神經, hypoglossal n.), 혀신경(舌神經, lingual n.)
③ 혈관: 혀동 · 정맥(舌動 · 靜脈, lingual a. & v.), 바깥목동 · 정맥(外頸動 · 靜脈. external carotid a. & v.)

3) 主治

① 중풍불어(中風不語), 설근마비, 설강불어(舌强不語), 실어증, 연하곤란
② 구내염

4) 鍼法

환자의 머리를 후방으로 들고 外金津에서 턱목뿔근(下顎舌骨筋, mylohyoideus m.) 위의 피하지방층을 통과하여 外玉液까지 투자(透刺), 4cm 매선침으로 시술한다.

▶ 參考

① 실어증, 설근마비에 다용한다. 특히 운동성 실어증에 활용한다.

② 피하지방의 증가로 이중턱이 형성된 경우 外金津透外玉液과 평행하게 여러 개를 시술한다.

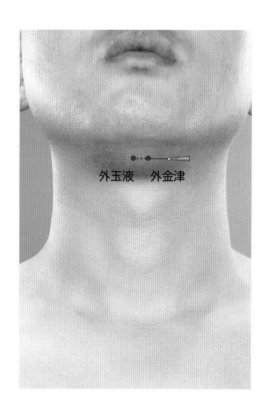

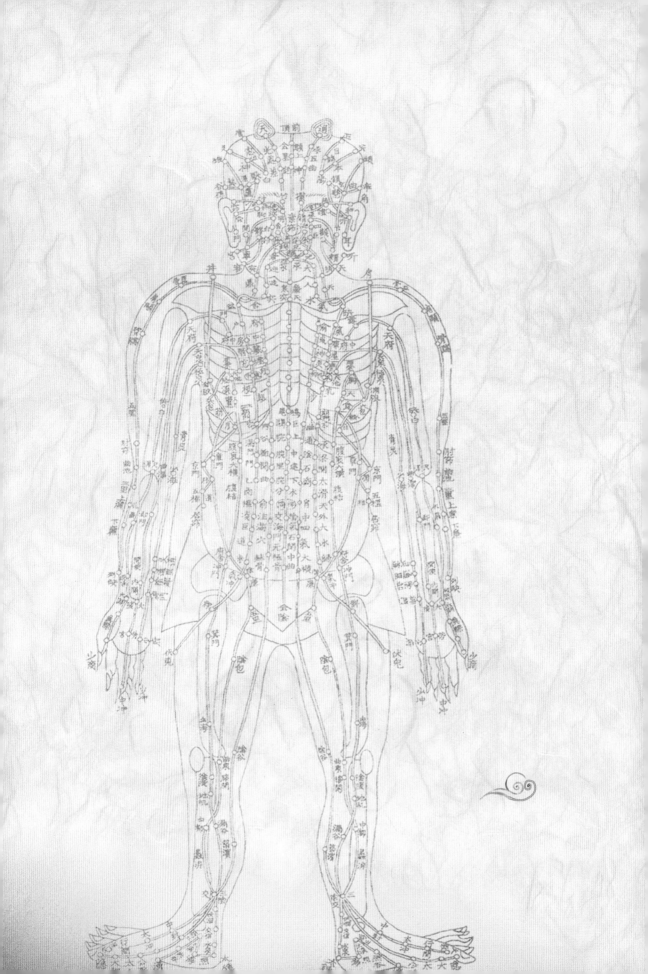

4. 胸腹

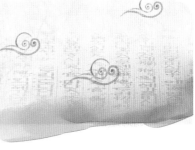

1. 鳩尾 透 璇璣
(CV15 ⇒ CV21)

1) 取穴

(1) 鳩尾(CV15) : 윗배, 앞정중선(anterior median line) 위, 칼몸통결합(xiphisternal junction)에서 아래쪽으로 1寸

(2) 中庭(CV16) : 앞가슴부위, 앞정중선(anterior median line) 위, 칼몸통결합(xiphisternal junction)의 중점

(3) 膻中(CV17) : 앞가슴부위, 앞정중선(anterior median line) 위, 넷째 갈비사이공간(the 4th intercostal space)과 같은 높이

(4) 玉堂(CV18) : 앞가슴부위, 앞정중선(anterior median line) 위, 셋째 갈비사이공간(the 3rd intercostal space)과 같은 높이

(5) 紫宮(CV19) : 앞가슴부위, 앞정중선(anterior median line) 위, 둘째 갈비사이공간(the 2nd intercostal space)과 같은 높이

(6) 華蓋(CV20) : 앞가슴부위, 앞정중선(anterior median line) 위, 첫째 갈비사이공간(the 1st intercostal space)과 같은 높이

(7) 璇璣(CV21) : 앞가슴부위, 앞정중선(anterior median line) 위, 목아래패임(suprasternal fossa)에서 아래쪽으로 1寸

2) 解剖

(1) 鳩尾(CV15)
　① 근육: 백색선(白線, linea alba), 배곧은근집(腹直筋鞘, rectus sheath)
　② 신경: 여섯째 갈비사이신경의 앞피부가지(第6肋間神經의 前皮枝, anterior cutaneous br. of the 6th intercostal n.)
　③ 혈관: 위배벽동·정맥(上腹壁動·靜脈, superior epigastric a. & v.)

(2) 中庭(CV16)
　① 근육: 복장근(胸骨筋, sternalis m.)
　② 신경: 다섯째 갈비사이신경의 앞피부가지(第5肋間神經의 前皮枝, anterior cutaneous br. of the 5th intercostal n.)
　③ 혈관: 속가슴동·정맥의 관통가지(內胸動·靜脈의 貫通枝, perforating br. of internal thoracic a. & v.)

(3) 膻中(CV17)

  ① 근육: 복장근(胸骨筋, sternalis m.)

  ② 신경: 넷째 갈비사이신경의 앞피부가지(第4肋間神經의 前皮枝, anterior cutaneous br. of the 4th intercostal n.)

  ③ 혈관: 속가슴동·정맥의 관통가지(內胸動·靜脈의 貫通枝, perforating br. of internal thoracic a. & v.)

(4) 玉堂(CV18)

  ① 근육: 복장근(胸骨筋, sternalis m.)

  ② 신경: 셋째 갈비사이신경의 앞피부가지(第3肋間神經의 前皮枝, anterior cutaneous br. of the 3rd intercostal n.)

  ③ 혈관: 속가슴동·정맥의 관통가지(內胸動·靜脈의 貫通枝, perforating br. of internal thoracic a. & v.)

(5) 紫宮(CV19)

  ① 근육: 복장근(胸骨筋, sternalis m.)

  ② 신경: 둘째 갈비사이신경의 앞피부가지(第2肋間神經의 前皮枝, anterior cutaneous br. of the 2nd intercostal n.)

  ③ 혈관: 속가슴동·정맥의 관통가지(內胸動·靜脈의 貫通枝, perforating br. of internal thoracic a. & v.)

(6) 華蓋(CV20)

  ① 근육: 복장근(胸骨筋, sternalis m.)

  ② 신경: 첫째 갈비사이신경의 앞피부가지(第1肋間神經의 前皮枝, anterior cutaneous br. of the 1st intercostal n.)

  ③ 혈관: 속가슴동·정맥의 관통가지(內胸動·靜脈의 貫通枝, perforating br. of internal thoracic a. & v.)

(7) 璇璣(CV21)

  ① 근육: 복장근(胸骨筋, sternalis m.)

  ② 신경: 안쪽빗장위신경(內側鎖骨上神經, medial supraclavicular n.), 첫째 갈비사이신경의 앞피부가지(第1肋間神經의 前皮枝, anterior cutaneous br. of the 1st intercostal n.)

  ③ 혈관: 속가슴동·정맥의 관통가지(內胸動·靜脈의 貫通枝, perforating br. of internal thoracic a. & v.)

3) 主治

  ① 흉통, 흉막염, 심통, 심계, 유방통, 늑간신경통, 심부전, 저혈압, 빈맥, 협심증

  ② 얼격(噎膈), 구토, 식도경련, 고창(臌脹), 토혈(吐血), 반위(反胃), 음식불하(飮食不下), 오심(惡心), 매핵기

  ③ 해수, 효천(哮喘), 기관지염, 기관지협착증, 호흡곤란, 폐결핵, 천식, 인종(咽腫), 후비(喉痺), 인후종창, 편도염

④ 전간(癲癎), 광증, 히스테리, 불면

4) 鍼法

鳩尾(CV15)에서 中庭(CV16), 膻中(CV17), 玉堂(CV18), 紫宮(CV19), 華蓋(CV20)를 거쳐 璇璣(CV21)까지 복장뼈(胸骨, sternum) 위 피하 지방층에 任脈을 따라 투자(透刺), 9cm 매선침으로 2회 연이어 시술한다. 또는 鳩尾(CV15)와 璇璣(CV21)에서 각각 상대 방향으로 9cm 매선침으로 시술하기도 한다.

▶ 參考

① 흉통, 심계(心悸), 불면, 상부 소화기 질환 등에 다용한다.

② 鳩尾(CV15)에서 膻中(CV17), 膻中(CV17)에서 紫宮(CV19), 紫宮(CV19)에서 璇璣(CV21)의 3부분으로 나누어 각각 6cm 매선침으로 3회 연이어 시술할 수도 있다.

③ 정신적 스트레스로 인하여 흉통(胸痛), 흉민(胸悶) 등의 증상이 있을 경우, 본 시술에 더하여 督脈의 각 경혈에서 압통점을 파악한 후, 그 압통점에서 督脈과 평행한 방향과 督脈의 직각 방향으로 좌우 각 3cm 씩 +자 모양으로 시술한다.

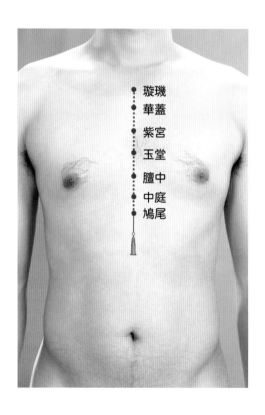

2. 膻中 透 鳩尾

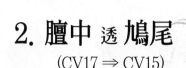
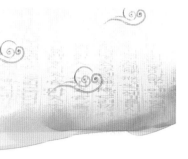

(CV17 ⇒ CV15)

1) 取穴

(1) 膻中(CV17) : 앞가슴부위, 앞정중선(anterior median line) 위, 넷째 갈비사이공간(the 4th intercostal space)과 같은 높이

(2) 中庭(CV16) : 앞가슴부위, 앞정중선(anterior median line) 위, 칼몸통결합(xiphisternal junction)의 중점

(3) 鳩尾(CV15) : 윗배, 앞정중선(anterior median line) 위, 칼몸통결합(xiphisternal junction)에서 아래쪽으로 1寸

2) 解剖

(1) 膻中(CV17)

  ① 근육: 복장근(胸骨筋, sternalis m.)

  ② 신경: 넷째 갈비사이신경의 앞피부가지(第4肋間神經의 前皮枝, anterior cutaneous br. of the 4th intercostal n.)

  ③ 혈관: 속가슴동‧정맥의 관통가지(內胸動‧靜脈의 貫通枝, perforating br. of internal thoracic a. & v.)

(2) 中庭(CV16)

  ① 근육: 복장근(胸骨筋, sternalis m.)

  ② 신경: 다섯째 갈비사이신경의 앞피부가지(第5肋間神經의 前皮枝, anterior cutaneous br. of the 5th intercostal n.)

  ③ 혈관: 속가슴동‧정맥의 관통가지(內胸動‧靜脈의 貫通枝, perforating br. of internal thoracic a. & v.)

(3) 鳩尾(CV15)

  ① 근육: 백색선(白線, linea alba), 배곧은근집(腹直筋鞘, rectus sheath)

  ② 신경: 여섯째 갈비사이신경의 앞피부가지(第6肋間神經의 前皮枝, anterior cutaneous br. of the 6th intercostal n.)

  ③ 혈관: 위배벽동‧정맥(上腹壁動‧靜脈, superior epigastric a. & v.)

3) 主治

① 흉통, 흉막염, 심통, 심계, 유방통, 늑간신경통

② 얼격(噎膈), 구토, 식도경련, 고창(臌脹), 토혈(吐血), 반위(反胃), 음식불하(飮食不下), 오심(惡心), 매
 핵기

③ 해수, 효천(哮喘), 기관지염, 기관지협착증, 호흡곤란

④ 전간(癲癇), 광증

4) 鍼法

膻中(CV17)에서 中庭(CV16)을 통과하여 鳩尾(CV15)까지 복장뼈몸통(胸骨體, body of sternum) 위의
피하지방층에 투자(透刺), 9cm 매선침으로 시술한다. 鳩尾(CV15)에서 膻中(CV17)으로 자침도 가능하다.

▶ 參考

① 심계, 흉통 등 정신적 스트레스로 인한 질환 및 상부 소화기 질환에 다용한다.

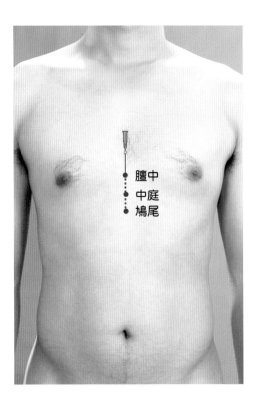

3. 乳根 透 膻中
(ST18 ⇒ CV17)

1) 取穴

(1) 乳根(ST18) : 앞가슴부위, 다섯째 갈비사이공간(the 5th intercostal space), 앞정중선(anterior median line)에서 가쪽으로 4寸

(2) 膻中(CV17) : 앞가슴부위, 앞정중선(anterior median line) 위, 넷째 갈비사이공간(the 4th intercostal space)과 같은 높이

2) 解剖

(1) 乳根(ST18)
　① 근육: 큰가슴근(大胸筋, pectoralis major m.), 속갈비사이근(內肋間筋, internal intercostal m.), 바깥 갈비사이근(外肋間筋, external intercostal m.)
　② 신경: 갈비사이신경(肋間神經, intercostal n.)
　③ 혈관: 속가슴동·정맥의 앞갈비사이가지(內胸動·靜脈의 前肋間枝, anterior intercostal br. of internal thoracic a. & v.)

(2) 膻中(CV17)
　① 근육: 복장근(胸骨筋, sternalis m.)
　② 신경: 넷째 갈비사이신경의 앞피부가지(第4肋間神經의 前皮枝, anterior cutaneous br. of the 4th intercostal n.)
　③ 혈관: 속가슴동·정맥의 관통가지(內胸動·靜脈의 貫通枝, perforating br. of internal thoracic a. & v.)

3) 主治

　① 유선염, 유통(乳痛), 유즙분비감소, 유방통
　② 심와부통(心窩部痛), 흉통, 심하만(心下滿), 흉막염, 심통, 늑간신경통
　③ 해수, 기천(氣喘), 단기(短氣)
　④ 반위(反胃), 얼격(噎膈), 구토, 식도경련, 고창(鼓脹)

4) 鍼法

乳根(ST18) 에서 膻中(CV17)까지 피하지방층을 따라 큰가슴근(大胸筋, pectoralis major m.) 위에 투자 (透刺), 9cm 매선침으로 시술한다. 膻中(CV17)에서 乳根(ST18) 을 향하여 시술도 가능하다.

▶ 参考

① 흉통에 활용하되 증상이 나타난 쪽에 시술한다.

② 갈비뼈(肋骨, rib) 위 피하지방층에 시술한다.

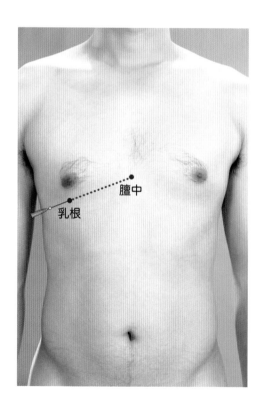

4. 巨闕 透 下脘
(CV14 ⇒ CV10)

1) 取穴

(1) 巨闕(CV14) : 윗배, 앞정중선(anterior median line) 위, 배꼽(umbilicus) 중심에서 위쪽으로 6寸

(2) 上脘(CV13) : 윗배, 앞정중선(anterior median line) 위, 배꼽(umbilicus) 중심에서 위쪽으로 5寸

(3) 中脘(CV12) : 윗배, 앞정중선(anterior median line) 위, 배꼽(umbilicus) 중심에서 위쪽으로 4寸

(4) 建里(CV11) : 윗배, 앞정중선(anterior median line) 위, 배꼽(umbilicus) 중심에서 위쪽으로 3寸

(5) 下脘(CV10) : 윗배, 앞정중선(anterior median line) 위, 배꼽(umbilicus) 중심에서 위쪽으로 2寸

2) 解剖

(1) 巨闕(CV14)

  ① 근육: 백색선(白線, linea alba), 배곧은근집(腹直筋鞘, rectus sheath)

  ② 신경: 여섯째 갈비사이신경의 앞피부가지(第6肋間神經의 前皮枝, anterior cutaneous br. of the 6th intercostal n.)

  ③ 혈관: 위배벽동·정맥(上腹壁動·靜脈, superior epigastric a. & v.)

(2) 上脘(CV13)

  ① 근육: 백색선(白線, linea alba), 배곧은근집(腹直筋鞘, rectus sheath)

  ② 신경: 일곱째 갈비사이신경의 앞피부가지(第7肋間神經의 前皮枝, anterior cutaneous br. of the 7th intercostal n.)

  ③ 혈관: 위배벽동·정맥(上腹壁動·靜脈, superior epigastric a. & v.)

(3) 中脘(CV12)

  ① 근육: 백색선(白線, linea alba), 배곧은근집(腹直筋鞘, rectus sheath)

  ② 신경: 일곱째 갈비사이신경의 앞피부가지(第7肋間神經의 前皮枝, anterior cutaneous br. of the 7th intercostal n.)

  ③ 혈관: 위배벽동·정맥(上腹壁動·靜脈, superior epigastric a. & v.)

(4) 建里(CV11)

  ① 근육: 백색선(白線, linea alba), 배곧은근집(腹直筋鞘, rectus sheath)

  ② 신경: 여덟째 갈비사이신경의 앞피부가지(第8肋間神經의 前皮枝, anterior cutaneous br. of 8th intercostal n.)

③ 혈관: 위배벽동·정맥(上腹壁動·靜脈, superior epigastric a. & v.)

(5) 下脘(CV10)

① 근육: 백색선(白線, linea alba), 배곧은근집(腹直筋鞘, rectus sheath)

② 신경: 여덟째 갈비사이신경의 앞피부가지(第8肋間神經의 前皮枝, anterior cutaneous br. of the 8th intercostal n.)

③ 혈관: 위배벽동·정맥(上腹壁動·靜脈, superior epigastric a. & v.)

3) 主治

① 중초습체(中焦濕滯), 급만성위염, 위확장, 위경련, 위완통, 장경련, 위하수, 소화불량, 구토, 설사, 변비, 애역(呃逆), 토혈(吐血), 탄산(呑酸), 복명(腹鳴), 곽란(霍亂), 비위허약, 하복경련, 얼격(噎膈), 반위(反胃), 오심(惡心), 장염, 이질, 복창통(腹脹痛), 복사(腹瀉), 복창만(腹脹滿), 심복적괴(心腹積塊)

② 경계(驚悸), 전간(癲癎), 불면, 두통, 심계(心悸), 정충(怔忡), 정신분열증, 시궐(尸厥)

4) 鍼法

巨闕(CV14)에서 上脘(CV13), 中脘(CV12), 建里(CV11)를 통과하여 下脘(CV10)까지 피하지방층에 투자(透刺), 9cm 매선침으로 시술한다. 침첨(鍼尖)이 복강내를 향하지 않도록 주의를 요한다.

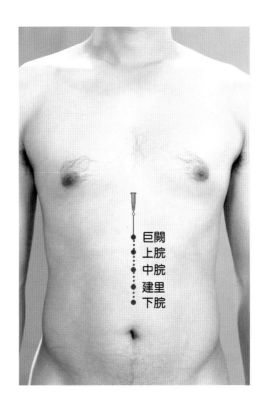

巨闕
上脘
中脘
建里
下脘

5. 巨闕 透 肓兪

(CV14 ⇒ KI16)

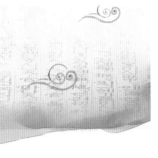

1) 取穴

(1) 巨闕(CV14) : 윗배, 앞정중선(anterior median line) 위, 배꼽(umbilicus) 중심에서 위쪽으로 6寸

(2) 肓兪(KI16) : 윗배, 배꼽(umbilicus) 중심에서 가쪽으로 0.5寸

2) 解剖

(1) 巨闕(CV14)

　① 근육: 백색선(白線, linea alba), 배곧은근집(腹直筋鞘, rectus sheath)

　② 신경: 여섯째 갈비사이신경의 앞피부가지(第6肋間神經의 前皮枝, anterior cutaneous br. of the 6th

　　　intercostal n.)

　③ 혈관: 위배벽동 · 정맥(上腹壁動 · 靜脈, superior epigastric a. & v.)

(2) 肓兪(KI16)

　① 근육: 배곧은근(腹直筋, rectus abdominis m.)

　② 신경: 갈비사이신경(肋間神經, intercostal n.)

　③ 혈관: 갈비사이동 · 정맥(肋間動 · 靜脈, intercostal a. & v.), 배꼽옆정맥(臍傍靜脈, paraumbilical v.),

　　　아랫배벽동 · 정맥(下腹壁動 · 靜脈, inferior epigastric a. & v.), 얕은배벽동 · 정맥(淺腹壁動 · 靜脈,

　　　superficial epigastric a. & v.)

3) 主治

　① 위경련, 위궤양, 횡격막 경련, 위완통, 얼격(噎膈), 반위(反胃), 탄산(呑酸), 오심(惡心), 구토, 위하수,

　　　위장기능실조, 복창통(腹脹痛), 복사(腹瀉), 황달, 변비

　② 심계(心悸), 심복적괴(心腹積塊),

　③ 전간(癲癇), 정신분열증

　④ 자궁탈수, 질경련, 불임, 요도염

4) 鍼法

　巨闕(CV14)에서 배곧은근(腹直筋, rectus abdominis m.)상 피하지방층을 따라 배꼽 가쪽 0.5寸 부위의 肓兪(KI16)까지 투자(透刺), 12cm 매선침으로 시술한다.

▶ 參考

① 상부 소화기 질환에 다용한다.

② 巨闕(CV14)에서 下脘(CV10)까지, 巨闕(CV14)에서 양측 肓兪(KI16)까지 함께 활용하면 효과적이다.

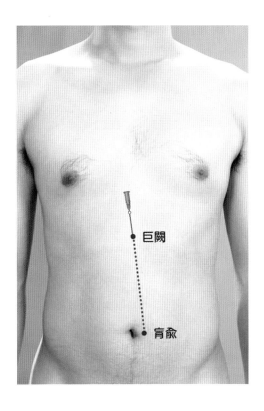

巨闕

肓兪

6. 上脘 透 下脘

(CV13 ⇒ CV10)

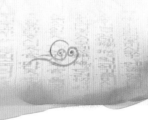

1) 取穴

(1) 上脘(CV13) : 윗배, 앞정중선(anterior median line) 위, 배꼽(umbilicus) 중심에서 위쪽으로 5寸

(2) 中脘(CV12) : 윗배, 앞정중선(anterior median line) 위, 배꼽(umbilicus) 중심에서 위쪽으로 4寸

(3) 建里(CV11) : 윗배, 앞정중선(anterior median line) 위, 배꼽(umbilicus) 중심에서 위쪽으로 3寸

(4) 下脘(CV10) : 윗배, 앞정중선(anterior median line) 위, 배꼽(umbilicus) 중심에서 위쪽으로 2寸

2) 解剖

(1) 上脘(CV13)

  ① 근육: 백색선(白線, linea alba), 배곧은근집(腹直筋鞘, rectus sheath)

  ② 신경: 일곱째 갈비사이신경의 앞피부가지(第7肋間神經의 前皮枝, anterior cutaneous br. of the 7th intercostal n.)

  ③ 혈관: 위배벽동·정맥(上腹壁動·靜脈, superior epigastric a. & v.)

(2) 中脘(CV12)

  ① 근육: 백색선(白線, linea alba), 배곧은근집(腹直筋鞘, rectus sheath)

  ② 신경: 일곱째 갈비사이신경의 앞피부가지(第7肋間神經의 前皮枝, anterior cutaneous br. of the 7th intercostal n.)

  ③ 혈관: 위배벽동·정맥(上腹壁動·靜脈, superior epigastric a. & v.)

(3) 建里(CV11)

  ① 근육: 백색선(白線, linea alba), 배곧은근집(腹直筋鞘, rectus sheath)

  ② 신경: 여덟째 갈비사이신경의 앞피부가지(第8肋間神經의 前皮枝, anterior cutaneous br. of 8th intercostal n.)

  ③ 혈관: 위배벽동·정맥(上腹壁動·靜脈, superior epigastric a. & v.)

(4) 下脘(CV10)

  ① 근육: 백색선(白線, linea alba), 배곧은근집(腹直筋鞘, rectus sheath)

  ② 신경: 여덟째 갈비사이신경의 앞피부가지(第8肋間神經의 前皮枝, anterior cutaneous br. of the 8th intercostal n.)

③ 혈관: 위배벽동 · 정맥(上腹壁動 · 靜脈, superior epigastric a. & v.)

3) 主治

① 급만성위염, 위확장, 위경련, 위완통, 장경련, 위하수, 소화불량, 구토, 설사, 변비, 애역(呃逆), 토혈(吐血), 탄산(吞酸), 복명(腹鳴), 곽란(霍亂), 비위허약, 하복경련

② 경계(驚悸), 전간(癲癎), 불면, 두통, 정충(怔忡), 정신분열증

③ 신열한불출(身熱汗不出), 수종(水腫)

4) 鍼法

上脘(CV13)에서 피하지방층을 따라 中脘(CV12), 建里(CV11)를 통과하여 臍上 2寸 부위의 下脘(CV10)까지 투자(透刺), 6cm 매선침으로 시술한다.

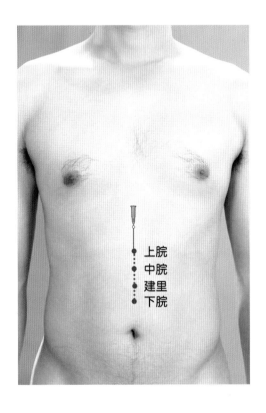

7. 中脘 透 上脘

(CV12 ⇒ CV13)

1) 取穴

(1) 中脘(CV12) : 윗배, 앞정중선(anterior median line) 위, 배꼽(umbilicus) 중심에서 위쪽으로 4寸

(2) 上脘(CV13) : 윗배, 앞정중선(anterior median line) 위, 배꼽(umbilicus) 중심에서 위쪽으로 5寸

2) 解剖

(1) 中脘(CV12)

① 근육: 백색선(白線, linea alba), 배곧은근집(腹直筋鞘, rectus sheath)

② 신경: 일곱째 갈비사이신경의 앞피부가지(第7肋間神經의 前皮枝, anterior cutaneous br. of the 7th intercostal n.)

③ 혈관: 위배벽동ㆍ정맥(上腹壁動ㆍ靜脈, superior epigastric a. & v.)

(2) 上脘(CV13)

① 근육: 백색선(白線, linea alba), 배곧은근집(腹直筋鞘, rectus sheath)

② 신경: 일곱째 갈비사이신경의 앞피부가지(第7肋間神經의 前皮枝, anterior cutaneous br. of the 7th intercostal n.)

③ 혈관: 위배벽동ㆍ정맥(上腹壁動ㆍ靜脈, superior epigastric a. & v.)

3) 主治

① 위통, 위궤양, 만성위염, 위경련, 위하수, 복창(腹脹), 십이지장 궤양, 식도경련, 구토, 변비, 설사, 소화불량, 토혈(吐血), 탄산(呑酸), 곽란(霍亂), 황달, 비위허약, 고창(臌脹), 신열한불출(身熱汗不出), 오저(惡阻)

② 불면, 두통, 정충(怔忡), 전광(癲狂), 전간(癲癇), 경계(驚悸)

③ 협통(脇痛), 효천(哮喘), 허로, 서병(暑病)

4) 鍼法

中脘(CV12)에서 上脘(CV13)까지 배곧은근(腹直筋, rectus abdominis m.)상 피하지방층에 투자(透刺), 4cm 매선침으로 시술한다.

▶ **參考**

① 상부 소화기 질환, 정신적 스트레스가 원인이 된 경우에 다용한다.

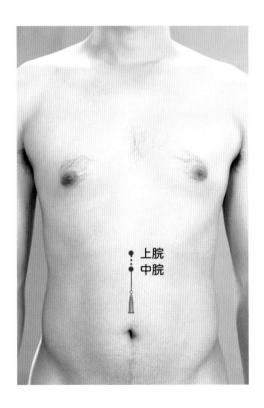

8. 水分 透 中脘
(CV9 ⇒ CV12)

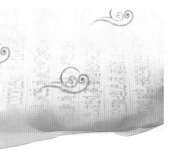

1) 取穴

(1) 水分(CV9) : 윗배, 앞정중선(anterior median line) 위, 배꼽(umbilicus) 중심에서 위쪽으로 1寸

(2) 下脘(CV10) : 윗배, 앞정중선(anterior median line) 위, 배꼽(umbilicus) 중심에서 위쪽으로 2寸

(3) 建里(CV11) : 윗배, 앞정중선(anterior median line) 위, 배꼽(umbilicus) 중심에서 위쪽으로 3寸

(4) 中脘(CV12) : 윗배, 앞정중선(anterior median line) 위, 배꼽(umbilicus) 중심에서 위쪽으로 4寸

2) 解剖

(1) 水分(CV9)

　① 근육: 백색선(白線, linea alba), 배곧은근집(腹直筋鞘, rectus sheath)

　② 신경: 아홉째 갈비사이신경의 앞피부가지(第9肋間神經의 前皮枝, anterior cutaneous br. of the 9th intercostal n.)

　③ 혈관: 위배벽동·정맥(上腹壁動·靜脈, superior epigastric a. & v.)

(2) 下脘(CV10)

　① 근육: 백색선(白線, linea alba), 배곧은근집(腹直筋鞘, rectus sheath)

　② 신경: 여덟째 갈비사이신경의 앞피부가지(第8肋間神經의 前皮枝, anterior cutaneous br. of the 8th intercostal n.)

　③ 혈관: 위배벽동·정맥(上腹壁動·靜脈, superior epigastric a. & v.)

(3) 建里(CV11)

　① 근육: 백색선(白線, linea alba), 배곧은근집(腹直筋鞘, rectus sheath)

　② 신경: 여덟째 갈비사이신경의 앞피부가지(第8肋間神經의 前皮枝, anterior cutaneous br. of 8th intercostal n.)

　③ 혈관: 위배벽동·정맥(上腹壁動·靜脈, superior epigastric a. & v.)

(4) 中脘(CV12)

　① 근육: 백색선(白線, linea alba), 배곧은근집(腹直筋鞘, rectus sheath)

　② 신경: 일곱째 갈비사이신경의 앞피부가지(第7肋間神經의 前皮枝, anterior cutaneous br. of the 7th intercostal n.)

③ 혈관: 위배벽동 · 정맥(上腹壁動 · 靜脈, superior epigastric a. & v.)

3) 主治

① 장명(腸鳴), 복통, 소화불량, 위허창(胃虛脹), 장산통(腸疝痛), 위확장(胃擴張), 위경련, 비위허약, 구토, 이질, 급만성위염, 위통, 위하수, 변비, 설사, 토혈(吐血), 구혈(嘔血), 탄산(呑酸), 복명(腹鳴)

② 신인성(腎因性) 부종, 복수(腹水), 수종(水腫), 복종여고(腹腫如鼓), 수병(水病), 배뇨곤란, 복창(腹脹), 신종(身腫), 고창(鼓脹)

③ 천식, 허로, 협통(脇痛), 서병(暑病)

④ 두통, 정충(怔忡), 전간(癲癎)

4) 鍼法

水分(CV9)에서 下脘(CV10), 建里(CV11)를 거쳐 中脘(CV12)까지 피하지방층에 투자(透刺), 6cm 매선침으로 시술한다.

▶ 參考

① 소화기 질환에 다용한다.

② 복수(腹水), 부종 등의 질환에는 본 방법과 평행하게 足少陰腎經에서 취혈한다.

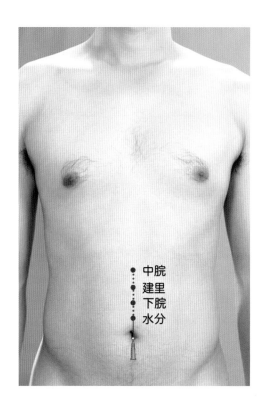

9. 胃上 透 中脘

(Wisang; extra point ⇒ CV12)

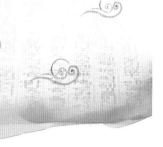

1) 取穴

(1) 胃上(Wisang; extra point) : 윗배, 배꼽(umbilicus) 중심에서 위쪽으로 2寸, 앞정중선(anterior median line)에서 가쪽으로 4寸

(2) 中脘(CV12) : 윗배, 앞정중선(anterior median line) 위, 배꼽(umbilicus) 중심에서 위쪽으로 4寸

2) 解剖

(1) 胃上(Wisang; extra point)

① 근육: 배바깥빗근(外腹斜筋, external abdominal oblique m.), 배속빗근(內腹斜筋, internal abdominal oblique m.), 배가로근(腹橫筋, transversus abdominis m.)

② 신경: 아홉째 갈비사이신경(第9肋間神經, the 9th intercostal n.)

③ 혈관: 아홉째 갈비사이동ㆍ정맥(第9肋間動ㆍ靜脈, the 9th intercostal a. & v.)

(2) 中脘(CV12)

① 근육: 백색선(白線, linea alba), 배곧은근집(腹直筋鞘, rectus sheath)

② 신경: 일곱째 갈비사이신경의 앞피부가지(第7肋間神經의 前皮枝, anterior cutaneous br. of the 7th intercostal n.)

③ 혈관: 위배벽동ㆍ정맥(上腹壁動ㆍ靜脈, superior epigastric a. & v.)

3) 主治

① 위하수, 상복부 통증, 위통, 만성위염, 위경련, 장염, 구토, 토혈(吐血), 탄산(呑酸), 복명(腹鳴), 설사, 변비, 곽란(霍亂), 황달, 비위허약

② 두통, 불면, 정충(怔忡), 전간(癲癇)

③ 협통(脇痛), 서병(暑病), 허로, 효천(哮喘)

4) 鍼法

胃上에서 中脘(CV12)까지 투자(透刺), 9cm 매선침으로 시술한다. 배바깥빗근(外腹斜筋, external abdominal oblique m.)과 피하지방층 사이로 진침(進鍼)하며, 심부로 들어가지 않도록 주의한다.

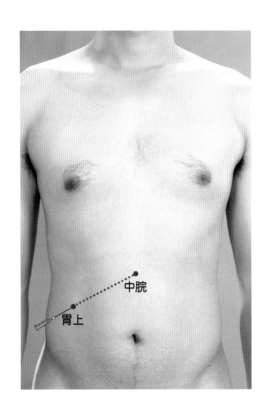

10. 梁門 透 梁門

(ST21 ⇒ ST21)

1) 取穴

(1) 梁門(ST21) : 윗배, 배꼽(umbilicus) 중심에서 위쪽으로 4寸, 앞정중선(anterior median line)에서 가쪽으로 2寸

(2) 陰都(KI19) : 윗배, 배꼽(umbilicus) 중심에서 위쪽으로 4寸, 앞정중선(anterior median line)에서 가쪽으로 0.5寸

(3) 中脘(CV12) : 윗배, 앞정중선(anterior median line) 위, 배꼽(umbilicus) 중심에서 위쪽으로 4寸

2) 解剖

(1) 梁門(ST21)

　① 근육: 배곧은근(腹直筋, rectus abdominis m.), 깊은층에 배가로근(腹橫筋, transversus abdominis m.)

　② 신경: 갈비사이신경(肋間神經, intercostal n.)

　③ 혈관: 위배벽동 · 정맥(上腹壁動 · 靜脈, superior epigastric a. & v.)

(2) 陰都(KI19)

　① 근육: 배곧은근(腹直筋, rectus abdominis m.)

　② 신경: 갈비사이신경(肋間神經, intercostal n.)

　③ 혈관: 위배벽동 · 정맥(上腹壁動 · 靜脈, sup. epigastric a. & v.), 갈비사이동 · 정맥(肋間動 · 靜脈, intercostal a. & v.)

(3) 中脘(CV12)

　① 근육: 백색선(白線, linea alba), 배곧은근집(腹直筋鞘, rectus sheath)

　② 신경: 일곱째 갈비사이신경의 앞피부가지(第7肋間神經의 前皮枝, anterior cutaneous br. of the 7th intercostal n.)

　③ 혈관: 위배벽동 · 정맥(上腹壁動 · 靜脈, superior epigastric a. & v.)

3) 主治

　① 식욕부진, 위장경련, 급만성위염, 위궤양, 위통, 장염, 이질, 구토, 복통, 복창(腹脹), 장명(腸鳴), 대변

난(大便難), 고창(臌脹), 곽란(霍亂), 탄산(呑酸), 비위허약

② 심번(心煩), 상기(上氣), 심하고민(心下苦悶), 협하적기(脇下積氣)

③ 신경쇠약, 불면, 정충(怔忡), 두통, 전광(癲狂)

4) 鍼法

梁門(ST21)에서 陰都(KI19), 中脘(CV12)을 통과하여 반대측 梁門(ST21)까지 배곧은근(腹直筋, rectus abdominis m.) 위의 피하지방층에 투자(透刺), 9cm 매선침으로 시술한다.

▶ 參考

① 상부 소화기 질환에 다용한다.

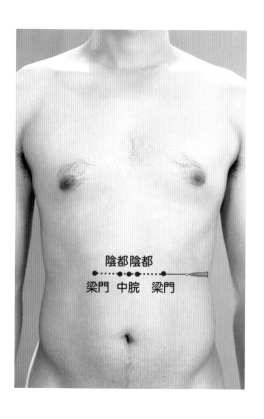

11. 天樞 透 氣衝

(ST25 ⇒ ST30)

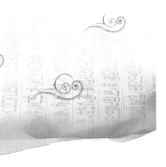

1) 取穴

(1) 天樞(ST25) : 윗배, 배꼽(umbilicus)의 중심에서 가쪽으로 2寸

(2) 外陵(ST26) : 아랫배, 배꼽(umbilicus) 중심에서 아래쪽으로 1寸, 앞정중선(anterior median line)에서
가쪽으로 2寸

(3) 大巨(ST27) : 아랫배, 배꼽(umbilicus) 중심에서 아래쪽으로 2寸, 앞정중선(anterior median line)에서
가쪽으로 2寸

(4) 水道(ST28) : 아랫배, 배꼽(umbilicus) 중심에서 아래쪽으로 3寸, 앞정중선(anterior median line)에서
가쪽으로 2寸

(5) 歸來(ST29) : 아랫배, 배꼽(umbilicus) 중심에서 아래쪽으로 4寸, 앞정중선(anterior median line)에서
가쪽으로 2寸

(6) 氣衝(ST30) : 샅부위, 두덩결합(pubic symphysis) 위모서리와 같은 높이, 앞정중선(anterior median
line)에서 가쪽으로 2寸, 넙다리동맥(femoral artery)이 뛰는 곳

2) 解剖

(1) 天樞(ST25)

　① 근육: 배곧은근(腹直筋, rectus abdominis m.)

　② 신경: 갈비사이신경(肋間神經, intercostal n.)

　③ 혈관: 위배벽동·정맥(上腹壁動·靜脈, superior epigastric a. & v.)

(2) 外陵(ST26)

　① 근육: 배곧은근(腹直筋, rectus abdominis m.), 배빗근(腹斜筋, obliquus abdominis m.)

　② 신경: 갈비사이신경(肋間神經, intercostal n.)

　③ 혈관: 아랫배벽동·정맥(下腹壁動·靜脈, inferior epigastric a. & v.)

(3) 大巨(ST27)

　① 근육: 배곧은근(腹直筋, rectus abdominis m.), 배빗근(腹斜筋, obliquus abdominis m.)

　② 신경: 갈비사이신경(肋間神經, intercostal n.), 엉덩아랫배신경(腸骨下腹神經, iliohypogastric n.)

　③ 혈관: 아랫배벽동·정맥(下腹壁動·靜脈, inferior epigastric a. & v.)

(4) 水道(ST28)

① 근육: 배곧은근(腹直筋, rectus abdominis m.), 배빗근(腹斜筋, obliquus abdominis m.)

② 신경: 갈비사이신경(肋間神經, intercostal n.), 엉덩아랫배신경(腸骨下腹神經, iliohypogastric n.)

③ 혈관: 아랫배벽동·정맥(下腹壁動·靜脈, inferior epigastric a. & v.)

(5) 歸來(ST29)

① 근육: 배곧은근(腹直筋, rectus abdominis m.), 배속빗근(內腹斜筋, internal abdominal oblique m.), 배바깥빗근(外腹斜筋, external abdominal oblique m.)

② 신경: 엉덩아랫배신경(腸骨下腹神經, iliohypogastric n.)

③ 혈관: 아랫배벽동·정맥(下腹壁動·靜脈, inferior epigastric a. & v.)

(6) 氣衝(ST30)

① 근육: 배속빗근(內腹斜筋, internal abdominal oblique m.), 배바깥빗근(外腹斜筋, external abdominal oblique m.)

② 신경: 엉덩샅굴신경(腸骨鼠蹊神經, ilioinguinal n.), 엉덩아랫배신경(腸骨下腹神經, iliohypogastric n.)

③ 혈관: 넙다리동·정맥(大腿動·靜脈, femoral a. & v.), 얕은배벽동·정맥(淺腹壁動·靜脈, superficial epigastric a. & v.), 아랫배벽동·정맥(下腹壁動·靜脈, inferior epigastric a. & v.)

3) 主治

① 급만성위염, 장염(腸炎), 위통, 복통, 토혈(吐血), 복창(腹脹), 변비, 설사, 구토, 장명(腸鳴), 요제통(腰臍痛), 곽란(霍亂), 충수염, 하리(下痢), 장경련(腸痙攣), 제주위통(臍周圍痛), 소복창통(小腹脹痛), 치질, 복수(腹水)

② 월경부조(月經不調), 자궁내막염, 경폐(經閉), 부인징가(婦人癥瘕), 산후복통

③ 수종(水腫), 황달, 소변폐색, 방광염, 신염

④ 유정(遺精), 양위(陽痿), 조루, 탈장, 고환염

⑤ 불면

4) 鍼法

天樞(ST25)에서 복부 피하지방층을 따라 外陵(ST26), 大巨(ST27), 水道(ST28), 歸來(ST29)를 통과하여 曲骨(CV2) 가쪽 2寸의 氣衝(ST30)까지 투자(透刺), 9cm 매선침으로 시술한다. 임상에서 氣衝(ST30)에 자침하여 天樞(ST25)를 향하여 진침(進鍼)하는 방법도 다용한다.

參考

① 소화기 질환, 부인과 질환, 성기능과 관련된 질환에 다용한다.

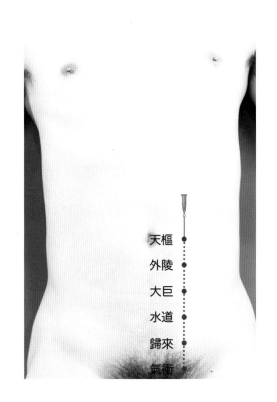

12. 水道 透 天樞

(ST28 ⇒ ST25)

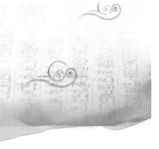

1) 取穴

(1) 水道(ST28) : 아랫배, 배꼽(umbilicus) 중심에서 아래쪽으로 3寸, 앞정중선(anterior median line)에서 가쪽으로 2寸

(2) 大巨(ST27) : 아랫배, 배꼽(umbilicus) 중심에서 아래쪽으로 2寸, 앞정중선(anterior median line)에서 가쪽으로 2寸

(3) 外陵(ST26) : 아랫배, 배꼽(umbilicus) 중심에서 아래쪽으로 1寸, 앞정중선(anterior median line)에서 가쪽으로 2寸

(4) 天樞(ST25) : 윗배, 배꼽(umbilicus)의 중심에서 가쪽으로 2寸

2) 解剖

(1) 水道(ST28)
  ① 근육: 배곧은근(腹直筋, rectus abdominis m.), 배빗근(腹斜筋, obliquus abdominis m.)
  ② 신경: 갈비사이신경(肋間神經, intercostal n.), 엉덩아랫배신경(腸骨下腹神經, iliohypogastric n.)
  ③ 혈관: 아랫배벽동·정맥(下腹壁動·靜脈, inferior epigastric a. & v.)

(2) 大巨(ST27)
  ① 근육: 배곧은근(腹直筋, rectus abdominis m.), 배빗근(腹斜筋, obliquus abdominis m.)
  ② 신경: 갈비사이신경(肋間神經, intercostal n.), 엉덩아랫배신경(腸骨下腹神經, iliohypogastric n.)
  ③ 혈관: 아랫배벽동·정맥(下腹壁動·靜脈, inferior epigastric a. & v.)

(3) 外陵(ST26)
  ① 근육: 배곧은근(腹直筋, rectus abdominis m.), 배빗근(腹斜筋, obliquus abdominis m.)
  ② 신경: 갈비사이신경(肋間神經, intercostal n.)
  ③ 혈관: 아랫배벽동·정맥(下腹壁動·靜脈, inferior epigastric a. & v.)

(4) 天樞(ST25)
  ① 근육: 배곧은근(腹直筋, rectus abdominis m.)
  ② 신경: 갈비사이신경(肋間神經, intercostal n.)
  ③ 혈관: 위배벽동·정맥(上腹壁動·靜脈, superior epigastric a. & v.)

3) 主治

① 방광염, 고환염, 신염, 소변불리, 배뇨곤란

② 하복팽창(下腹膨脹), 장중독(腸中毒), 변비, 치질, 장산통(腸疝痛), 복수(腹水), 장경련, 고장(鼓腸), 탈장, 제주위통(臍周圍痛), 장염, 산기(疝氣), 급만성위염, 황달, 복중기괴구설부지(腹中氣塊久泄不止)

③ 월경곤란, 음낭염, 유정(遺精), 양위(陽痿), 조루, 부인징가(婦人癥瘕), 산후복통

④ 요배강급(腰背强急)

4) 鍼法

水道(ST28)에서 大巨(ST27), 外陵(ST26)을 통과하여 天樞(ST25)까지 배곧은근(腹直筋, rectus abdominis m.)상 피하지방층에 足陽明胃經을 따라 투자(透刺), 6cm 매선침으로 시술한다.

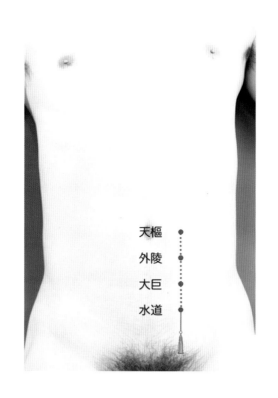

13. 天樞 透 止瀉

(ST25 ⇒ Jisa; extra point)

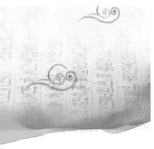

1) 取穴

(1) 天樞(ST25) : 윗배, 배꼽(umbilicus)의 중심에서 가쪽으로 2寸

(2) 止瀉(Jisa; extra point) : 아랫배, 앞정중선(anterior median line) 위, 배꼽(umbilicus) 중심에서 아래쪽
으로 2.5寸

2) 解剖

(1) 天樞(ST25)

① 근육: 배곧은근(腹直筋, rectus abdominis m.)

② 신경: 갈비사이신경(肋間神經, intercostal n.)

③ 혈관: 위배벽동 · 정맥(上腹壁動 · 靜脈, superior epigastric a. & v.)

(2) 止瀉(Jisa; extra point)

① 근육: 백색선(白線, linea alba), 배곧은근집(腹直筋鞘, rectus sheath)

② 신경: 엉덩아랫배신경의 앞피부가지(腸骨腹壁神經의 前皮枝, anterior cutaneous br. of iliohypogas-
tric n.), 갈비밑신경의 앞피부가지(肋下神經의 前皮枝, anterior cutaneous br. of subcostal n.)

③ 혈관: 얕은배벽동 · 정맥(淺腹壁動 · 靜脈, superficial epigastric a. & v.), 아랫배벽동 · 정맥(下腹壁動
· 靜脈, inferior epigastric a. & v.)

3) 主治

① 이질, 설사, 급만성위염, 장염, 복창(腹脹), 변비, 구토, 장명(腸鳴), 곽란하리(霍亂下利), 충수염, 복중
기괴구설부지(腹中氣塊久泄不止)

② 월경부조, 자궁내막염, 경폐(經閉), 부인징가(婦人癥痂), 산후복통

4) 鍼法

天樞(ST25)에서 止瀉까지 피하지방층을 따라 투자(透刺), 6cm 매선침으로 시술한다.

▶ 參考

① 설사, 변비 등에 다용하며, 護宮透關元(Hogung ⇒ CV4), 水道透中極(ST28 ⇒ CV3) 등의 방법과 함께
  사용한다.

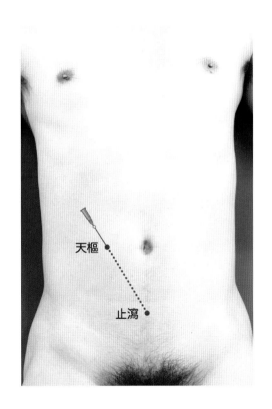

14. 府舍 透 石門
(SP13 ⇒ CV5)

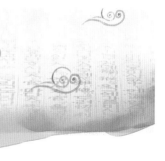

1) 取穴

(1) 府舍(SP13) : 아랫배, 배꼽(umbilicus) 중심에서 아래쪽으로 4.3寸, 앞정중선(anterior median line)에서 가쪽으로 4寸

(2) 石門(CV5) : 아랫배, 앞정중선(anterior median line) 위, 배꼽(umbilicus) 중심에서 아래쪽으로 2寸

2) 解剖

(1) 府舍(SP13)

① 근육: 배곧은근(腹直筋, rectus abdominis m.), 엉덩허리근(腸腰筋, iliopsoas m.)

② 신경: 엉덩아랫배신경(腸骨腹壁神經, iliohypogastric n.)

③ 혈관: 아랫배벽동·정맥(下腹壁動·靜脈, inferior epigastric a. & v.)

(2) 石門(CV5)

① 근육: 백색선(白線, linea alba), 배곧은근집(腹直筋鞘, rectus sheath)

② 신경: 갈비밑신경의 앞피부가지(肋下神經의 前皮枝, anterior cutaneous br. of subcostal n.)

③ 혈관: 얕은배벽동·정맥(淺腹壁動·靜脈, superficial epigastric a. & v.), 아랫배벽동·정맥(下腹壁動·靜脈, inferior epigastric a. & v.)

3) 主治

① 붕루(崩漏), 대하(帶下), 산후출혈, 경폐(經閉), 징가(癥瘕), 자궁출혈, 혈림(血淋), 월경통, 욕절산(欲絶産)

② 부득소변(不得小便), 음낭축(陰囊縮)

③ 졸산(卒疝), 소복통(小腹痛)

④ 충수돌기염, 고창(臌脹), 복만적취(腹滿積聚)

⑤ 복통, 위경련, 소화불량

4) 鍼法

府舍(SP13)에서 石門(CV5)까지 피하지방층에 투자(透刺), 9cm 매선침으로 시술한다.

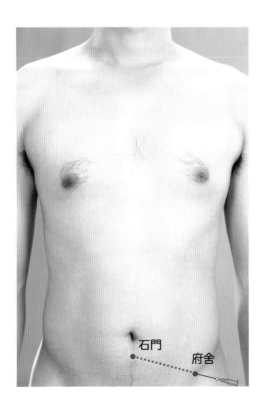

15. 橫骨 透 四滿
(KI11 ⇒ KI14)

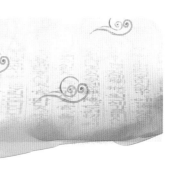

1) 取穴

(1) **橫骨(KI11)** : 아랫배, 배꼽(umbilicus) 중심에서 아래쪽으로 5寸, 앞정중선(anterior median line)에서 가쪽으로 0.5寸

(2) **大赫(KI12)** : 아랫배, 배꼽(umbilicus) 중심에서 아래쪽으로 4寸, 앞정중선(anterior median line)에서 가쪽으로 0.5寸

(3) **氣穴(KI13)** : 아랫배, 배꼽(umbilicus) 중심에서 아래쪽으로 3寸, 앞정중선(anterior median line)에서 가쪽으로 0.5寸

(4) **四滿(KI14)** : 아랫배, 배꼽(umbilicus) 중심에서 아래쪽으로 2寸, 앞정중선(anterior median line)에서 가쪽으로 0.5寸

2) 解剖

(1) **橫骨(KI11)**

　① 근육: 배곧은근(腹直筋, rectus abdominis m.), 배세모근(錐體筋, pyramidalis m.), 배속빗근(內腹斜筋, internal abdominal oblique m.), 배바깥빗근(外腹斜筋, external abdominal oblique m.)

　② 신경: 엉덩아랫배신경의 앞피부가지(腸骨腹壁神經의 前皮枝, anterior cutaneous br. of iliohypogastric n.), 엉덩샅굴신경(腸骨鼠蹊神經, ilioinguinal n.)

　③ 혈관: 얕은배벽동·정맥(淺腹壁動·靜脈, superficial epigastric a. & v.), 아랫배벽동·정맥(下腹壁動·靜脈, inferior epigastric a. & v.), 바깥음부동·정맥(外陰部動·靜脈, external pudendal a. & v.)

(2) **大赫(KI12)**

　① 근육: 배곧은근(腹直筋, rectus abdominis m.)

　② 신경: 엉덩아랫배신경의 앞피부가지(腸骨腹壁神經의 前皮枝, anterior cutaneous br. of iliohypogastric n.)

　③ 혈관: 아랫배벽동·정맥(下腹壁動·靜脈, inferior epigastric a. & v.), 얕은배벽동·정맥(淺腹壁動·靜脈, superficial epigastric a. & v.)

(3) **氣穴(KI13)**

　① 근육: 배곧은근(腹直筋, rectus abdominis m.)

② 신경: 엉덩아랫배신경의 앞피부가지(腸骨腹壁神經의 前皮枝, anterior cutaneous br. of iliohypogas-tric n.)

③ 혈관: 아랫배벽동·정맥(下腹壁動·靜脈, inferior epigastric a. & v.), 얕은배벽동·정맥(淺腹壁動·靜脈, superficial epigastric a. & v.)

(4) 四滿(KI14)

① 근육: 배곧은근(腹直筋, rectus abdominis m.)

② 신경: 갈비사이신경(肋間神經, intercostal n.), 엉덩아랫배신경의 앞피부가지(腸骨腹壁神經의 前皮枝, anterior cutaneous br. of iliohypogastric n.)

③ 혈관: 아랫배벽동·정맥(下腹壁動·靜脈, inferior epigastric a. & v.), 얕은배벽동·정맥(淺腹壁動·靜脈, superficial epigastric a. & v.)

3) 主治

① 유정(遺精), 양위(陽痿), 유뇨(遺尿), 오림(五痳), 소변난, 요도염, 고환염, 생식기질환, 적백대하(赤白帶下), 경중통(莖中痛), 자궁염, 월경부조, 불임증, 붕루(崩漏), 월경통, 백탁(白濁), 자궁출혈, 산후복통

② 복창, 소복통, 골반염, 방광염, 변비, 설사, 제하절통(臍下切痛), 소변불금, 고창(臌脹)

③ 요척통(腰脊痛), 각약하종(脚弱下腫)

4) 鍼法

橫骨(KI11)에서 大赫(KI12), 氣穴(KI13)을 통과하여 四滿(KI14)까지, 배곧은근(腹直筋, rectus abdominis m.)과 피하지방층에서 足少陰腎經을 따라 투자(透刺), 6cm 매선침으로 시술한다.

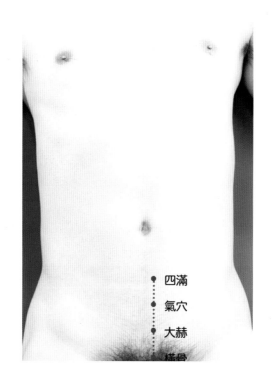

四滿
氣穴
大赫
橫骨

16. 陰交 透 中極

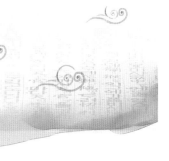

(CV7 ⇒ CV3)

1) 取穴

(1) 陰交(CV7) : 아랫배, 앞정중선(anterior median line) 위, 배꼽(umbilicus) 중심에서 아래쪽으로 1寸

(2) 氣海(CV6) : 아랫배, 앞정중선(anterior median line) 위, 배꼽(umbilicus) 중심에서 아래쪽으로 1.5寸

(3) 石門(CV5) : 아랫배, 앞정중선(anterior median line) 위, 배꼽(umbilicus) 중심에서 아래쪽으로 2寸

(4) 關元(CV4) : 아랫배, 앞정중선(anterior median line) 위, 배꼽(umbilicus) 중심에서 아래쪽으로 3寸

(5) 中極(CV3) : 아랫배, 앞정중선(anterior median line) 위, 배꼽(umbilicus) 중심에서 아래쪽으로 4寸

2) 解剖

(1) 陰交(CV7)

  ① 근육: 백색선(白線, linea alba), 배곧은근집(腹直筋鞘, rectus sheath)

  ② 신경: 열한째 갈비사이신경의 앞피부가지(第11肋間神經의 前皮枝, anterior cutaneous br. of 11th intercostal n.)

  ③ 혈관: 얕은배벽동·정맥(淺腹壁動·靜脈, superficial epigastric a. & v.), 아랫배벽동·정맥(下腹壁動·靜脈, inferior epigastric a. & v.)

(2) 氣海(CV6)

  ① 근육: 백색선(白線, linea alba), 배곧은근집(腹直筋鞘, rectus sheath)

  ② 신경: 열한째 갈비사이신경의 앞피부가지(第11肋間神經의 前皮枝, anterior cutaneous br. of 11th intercostal n.)

  ③ 혈관: 얕은배벽동·정맥(淺腹壁動·靜脈, superficial epigastric a. & v.), 아랫배벽동·정맥(下腹壁動·靜脈, inferior epigastric a. & v.)

(3) 石門(CV5)

  ① 근육: 백색선(白線, linea alba), 배곧은근집(腹直筋鞘, rectus sheath)

  ② 신경: 갈비밑신경의 앞피부가지(肋下神經의 前皮枝, anterior cutaneous br. of subcostal n.)

  ③ 혈관: 얕은배벽동·정맥(淺腹壁動·靜脈, superficial epigastric a. & v.), 아랫배벽동·정맥(下腹壁動·靜脈, inferior epigastric a. & v.)

(4) 關元(CV4)

① 근육: 백색선(白線, linea alba), 배곧은근집(腹直筋鞘, rectus sheath)

② 신경: 엉덩아랫배신경의 앞피부가지(腸骨腹壁神經의 前皮枝, anterior cutaneous br. of iliohypogastric n.), 갈비밑신경의 앞피부가지(肋下神經의 前皮枝, anterior cutaneous br. of subcostal n.)

③ 혈관: 얕은배벽동·정맥(淺腹壁動·靜脈, superficial epigastric a. & v.), 아랫배벽동·정맥(下腹壁動·靜脈, inferior epigastric a. & v.)

(5) 中極(CV3)

① 근육: 백색선(白線, linea alba), 배곧은근집(腹直筋鞘, rectus sheath)

② 신경: 엉덩아랫배신경의 앞피부가지(腸骨腹壁神經의 前皮枝, anterior cutaneous br. of iliohypogastric n.)

③ 혈관: 얕은배벽동·정맥의 가지(淺腹壁動·靜脈의 枝, br. of superficial epigastric a. & v.), 아랫배벽동·정맥의 가지(下腹壁動·靜脈의 枝, br. of inferior epigastric a. & v.)

3) 主治

① 유정(遺精), 유뇨(遺尿), 음위(陰痿), 양위(陽痿)

② 무월경, 월경곤란, 대하(帶下), 통경(痛經), 붕루(崩漏), 경폐(經閉), 자궁출혈, 욕절산(欲絶産), 자궁내막염

③ 신하수, 신염, 비뇨생식기계통 질환, 음낭축(陰囊縮), 소변불통, 소변불리, 빈뇨(頻尿), 뇨급(尿急), 요도염, 고환염

④ 복수(腹水), 고창(臌脹), 위완통, 복종창(腹腫脹), 제복통(臍腹痛), 수종(水腫), 장염, 소복교통(小腹絞痛), 복통, 곽란(霍亂), 이질, 설사

4) 鍼法

陰交(CV7)에서 任脈의 복부 피하지방층을 따라 氣海(CV6), 石門(CV5), 關元(CV4)을 통과하여 臍下 4寸의 中極(CV3)까지 투자(透刺), 6cm 매선침으로 시술한다. 中極(CV3)에서 陰交(CV7)를 향하여 시술도 가능하다.

▶ 參考

① 음위(陰痿), 양위(陽痿) 등 성기능장애, 월경(月經)과 관련된 부인과 질환에 다용한다.

② 본 방법과 평행하게 足少陰腎經에 추가 시술하는 경우가 많다.

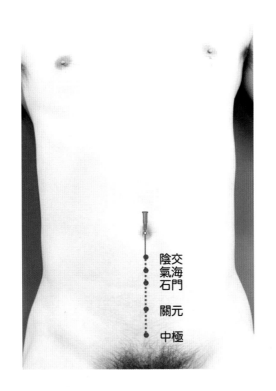

陰交
氣海
石門

關元

中極

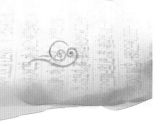

17. 護宮 透 關元
(Hogung; extra point ⇒ CV4)

1) 取穴

(1) 護宮(Hogung; extra point) : 아랫배, 배꼽(umbilicus) 중심에서 아래쪽으로 1.5寸, 앞정중선(anterior median line)에서 가쪽으로 2.6寸

(2) 關元(CV4) : 아랫배, 앞정중선(anterior median line) 위, 배꼽(umbilicus) 중심에서 아래쪽으로 3寸

2) 解剖

(1) 護宮(Hogung; extra point)
　① 근육: 배곧은근(腹直筋, rectus abdominis m.), 배빗근(腹斜筋, obliquus abdominis m.)
　② 신경: 갈비사이신경(肋間神經, intercostal n.)
　③ 혈관: 아랫배벽동·정맥(下腹壁動·靜脈, inferior epigastric a. & v.)

(2) 關元(CV4)
　① 근육: 백색선(白線, linea alba), 배곧은근집(腹直筋鞘, rectus sheath)
　② 신경: 엉덩아랫배신경의 앞피부가지(腸骨腹壁神經의 前皮枝, anterior cutaneous br. of iliohypogastric n.), 갈비밑신경의 앞피부가지(肋下神經의 前皮枝, anterior cutaneous br. of subcostal n.)
　③ 혈관: 얕은배벽동·정맥(淺腹壁動·靜脈, superficial epigastric a. & v.), 아랫배벽동·정맥(下腹壁動·靜脈, inferior epigastric a. & v.)

3) 主治

　① 양위(陽痿), 유정(遺精), 고환염, 부속기염
　② 자궁병, 자궁출혈, 월경부조, 대하(帶下), 불임증, 포의불하(胞衣不下), 난소염
　③ 소변불통, 뇨급(尿急), 빈뇨(頻尿), 요도통, 비뇨생식기질환
　④ 하복통, 위하수, 위염, 장염, 곽란(霍亂), 이질, 설사, 탈항, 제하교통(臍下絞痛)

4) 鍼法

護宮에서 關元(CV4)까지 피하지방층을 따라 투자(透刺), 6cm 매선침으로 시술한다.

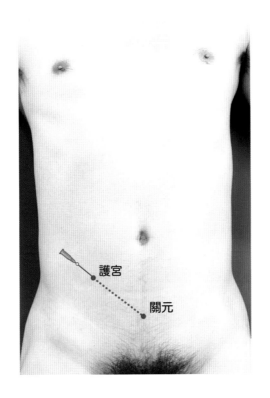

18. 水道 透 中極

(ST28 ⇒ CV3)

1) 取穴

(1) 水道(ST28) : 아랫배, 배꼽(umbilicus) 중심에서 아래쪽으로 3寸, 앞정중선(anterior median line)에서 가쪽으로 2寸

(2) 中極(CV3) : 아랫배, 앞정중선(anterior median line) 위, 배꼽(umbilicus) 중심에서 아래쪽으로 4寸

2) 解剖

(1) 水道(ST28)

  ① 근육: 배곧은근(腹直筋, rectus abdominis m.), 배빗근(腹斜筋, obliquus abdominis m.)

  ② 신경: 갈비사이신경(肋間神經, intercostal n.), 엉덩아랫배신경(腸骨下腹神經, iliohypogastric n.)

  ③ 혈관: 아랫배벽동 · 정맥(下腹壁動 · 靜脈, inferior epigastric a. & v.)

(2) 中極(CV3)

  ① 근육: 백색선(白線, linea alba), 배곧은근집(腹直筋鞘, rectus sheath)

  ② 신경: 엉덩아랫배신경의 앞피부가지(腸骨腹壁神經의 前皮枝, anterior cutaneous br. of iliohypogas-tric n.)

  ③ 혈관: 얕은배벽동 · 정맥의 가지(淺腹壁動 · 靜脈의 枝, br. of superficial epigastric a. & v.), 아랫배벽동 · 정맥의 가지(下腹壁動 · 靜脈의 枝, br. of inferior epigastric a. & v.)

3) 主治

  ① 방광염, 고환염, 신염, 신인성(腎因性) 부종, 음낭염, 요도염, 소변불리, 소변불통, 유뇨(遺尿), 빈뇨(頻尿), 뇨급(尿急), 양위(陽痿)

  ② 하복팽창(下腹膨脹), 장중독(腸中毒), 변비, 치질, 장산통(腸疝痛), 복수(腹水), 복창(腹脹)

  ③ 월경곤란, 월경부조, 자궁내막염, 자궁출혈, 백대하(白帶下), 음부소양, 포의불하(胞衣不下)

4) 鍼法

水道(ST28)에서 中極(CV3)까지 피하지방층에 투자(透刺), 6cm 매선침으로 시술한다. 中極(CV3)에서 양측 水道(ST28)를 향하여 V자형으로 시술하는 방법을 다용한다.

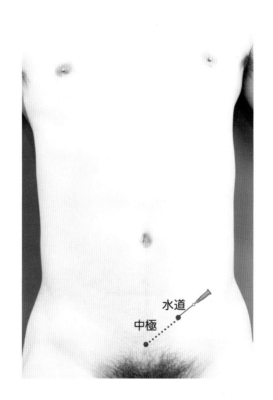

19. 子宮 透 中極

(EX-CA1 ⇒ CV3)

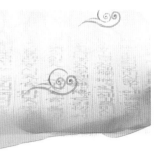

1) 取穴

(1) 子宮(EX-CA1) : 아랫배부위(hypogastric region), 배꼽(umbilicus) 아래 4寸, 앞정중선(anterior median line) 가쪽으로 3寸

(2) 中極(CV3) : 아랫배, 앞정중선(anterior median line) 위, 배꼽(umbilicus) 중심에서 아래쪽으로 4寸

2) 解剖

(1) 子宮

　① 근육: 배곧은근(腹直筋, rectus abdominis m.)

　② 신경: 엉덩아랫배신경의 앞피부가지(腸骨腹壁神經의 前皮枝, anterior cutaneous br. of iliohypogas-tric n.)

　③ 혈관: 아랫배벽동 · 정맥(下腹壁動 · 靜脈, inferior epigastric a. & v.), 얕은배벽동 · 정맥(淺腹壁動 · 靜脈, superficial epigastric a. & v.)

(2) 中極(CV3)

　① 근육: 백색선(白線, linea alba), 배곧은근집(腹直筋鞘, rectus sheath)

　② 신경: 엉덩아랫배신경의 앞피부가지(腸骨腹壁神經의 前皮枝, anterior cutaneous br. of iliohypogas-tric n.)

　③ 혈관: 얕은배벽동 · 정맥의 가지(淺腹壁動 · 靜脈의 枝, br. of superficial epigastric a. & v.), 아랫배벽동 · 정맥의 가지(下腹壁動 · 靜脈의 枝, br. of inferior epigastric a. & v.)

3) 主治

　① 자궁내막염, 자궁출혈, 자궁하수, 월경부조, 백대하(白帶下), 음부소양증, 포의불하(胞衣不下), 단산(斷産), 불임(不孕)

　② 유정(遺精), 양위(陽痿), 요도염, 신염, 소변불리, 유뇨(遺尿), 빈뇨(頻尿), 뇨급(尿急)

　③ 장산통(腸疝痛), 고환염

4) 鍼法

子宮(EX-CA1)에서 中極(CV3)까지 피하지방층과 배곧은근(腹直筋, rectus abdominis m.) 사이에 투자(透刺), 6cm 매선침으로 시술한다. 子宮(EX-CA1)에서 中極(CV3)을 거쳐 반대측 子宮(EX-CA1)까지 12cm 시술도 가능하다.

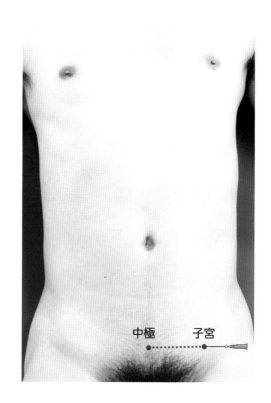

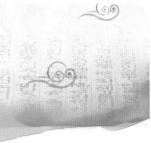

20. 氣衝 透 水道
(ST30 ⇒ ST28)

1) 取穴

(1) 氣衝(ST30) : 샅부위, 두덩결합(pubic symphysis) 위모서리와 같은 높이, 앞정중선(anterior median line)에서 가쪽으로 2寸, 넙다리동맥(femoral artery)이 뛰는 곳

(2) 歸來(ST29) : 아랫배, 배꼽(umbilicus) 중심에서 아래쪽으로 4寸, 앞정중선(anterior median line)에서 가쪽으로 2寸

(3) 水道(ST28) : 아랫배, 배꼽(umbilicus) 중심에서 아래쪽으로 3寸, 앞정중선(anterior median line)에서 가쪽으로 2寸

2) 解剖

(1) 氣衝(ST30)

① 근육: 배속빗근(內腹斜筋, internal abdominal oblique m.), 배바깥빗근(外腹斜筋, external abdominal oblique m.)

② 신경: 엉덩샅굴신경(腸骨鼠蹊神經, ilioinguinal n.), 엉덩아랫배신경(腸骨下腹神經, iliohypogastric n.)

③ 혈관: 넙다리동·정맥(大腿動·靜脈, femoral a. & v.), 얕은배벽동·정맥(淺腹壁動·靜脈, superficial epigastric a. & v.), 아랫배벽동·정맥(下腹壁動·靜脈, inferior epigastric a. & v.)

(2) 歸來(ST29)

① 근육: 배곧은근(腹直筋, rectus abdominis m.), 배속빗근(內腹斜筋, internal abdominal oblique m.), 배바깥빗근(外腹斜筋, external abdominal oblique m.)

② 신경: 엉덩아랫배신경(腸骨下腹神經, iliohypogastric n.)

③ 혈관: 아랫배벽동·정맥(下腹壁動·靜脈, inferior epigastric a. & v.)

(3) 水道(ST28)

① 근육: 배곧은근(腹直筋, rectus abdominis m.), 배빗근(腹斜筋, obliquus abdominis m.)

② 신경: 갈비사이신경(肋間神經, intercostal n.), 엉덩아랫배신경(腸骨下腹神經, iliohypogastric n.)

③ 혈관: 아랫배벽동·정맥(下腹壁動·靜脈, inferior epigastric a. & v.)

3) 主治

① 남녀생식기질환, 음위(陰萎), 월경부조, 대하(帶下), 산기(疝氣), 자궁질환

② 복통, 장염, 변비, 고창(臌脹), 장경련

4) 鍼法

氣衝(ST30)에서 水道(ST28)까지 배곧은근(腹直筋, rectus abdominis m.)상 피하지방층에 투자(透刺), 4cm 매선침으로 시술한다.

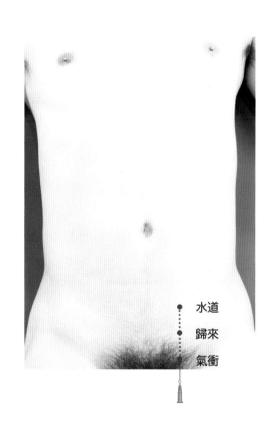

水道
歸來
氣衝

21. 水道 透 水道
(ST28 ⇒ ST28)

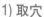

1) 取穴

(1) 水道(ST28) : 아랫배, 배꼽(umbilicus) 중심에서 아래쪽으로 3寸, 앞정중선(anterior median line)에서 가쪽으로 2寸

(2) 氣穴(KI13) : 아랫배, 배꼽(umbilicus) 중심에서 아래쪽으로 3寸, 앞정중선(anterior median line)에서 가쪽으로 0.5寸

(3) 關元(CV4) : 아랫배, 앞정중선(anterior median line) 위, 배꼽(umbilicus) 중심에서 아래쪽으로 3寸

2) 解剖

(1) 水道(ST28)
① 근육: 배곧은근(腹直筋, rectus abdominis m.), 배빗근(腹斜筋, obliquus abdominis m.)
② 신경: 갈비사이신경(肋間神經, intercostal n.), 엉덩아랫배신경(腸骨下腹神經, iliohypogastric n.)
③ 혈관: 아랫배벽동·정맥(下腹壁動·靜脈, inferior epigastric a. & v.)

(2) 氣穴(KI13)
① 근육: 배곧은근(腹直筋, rectus abdominis m.)
② 신경: 엉덩아랫배신경의 앞피부가지(腸骨腹壁神經의 前皮枝, anterior cutaneous br. of iliohypogastric n.)
③ 혈관: 아랫배벽동·정맥(下腹壁動·靜脈, inferior epigastric a. & v.), 얕은배벽동·정맥(淺腹壁動·靜脈, superficial epigastric a. & v.)

(3) 關元(CV4)
① 근육: 백색선(白線, linea alba), 배곧은근집(腹直筋鞘, rectus sheath)
② 신경: 엉덩아랫배신경의 앞피부가지(腸骨腹壁神經의 前皮枝, anterior cutaneous br. of iliohypogastric n.), 갈비밑신경의 앞피부가지(肋下神經의 前皮枝, anterior cutaneous br. of subcostal n.)
③ 혈관: 얕은배벽동·정맥(淺腹壁動·靜脈, superficial epigastric a. & v.), 아랫배벽동·정맥(下腹壁動·靜脈, inferior epigastric a. & v.)

3) 主治

① 방광염, 고환염, 신염, 신인성(腎因性) 부종, 오림(五淋)

② 하복창만(下腹脹滿), 변비, 설사, 치질, 장산통(腸疝痛), 복수(腹水), 장중독(腸中毒), 하복통, 장교통
   (腸絞痛), 위하수, 위염, 장염, 곽란(霍亂), 이질, 설사, 탈항

③ 양위(陽痿), 유정(遺精)

④ 월경부조, 대하(帶下), 불임증, 자궁병, 자궁출혈

4) 鍼法

水道(ST28)에서 氣穴(KI13), 關元(CV4)을 통과하여 반대측 水道(ST28)까지 피하지방층의 배곧은근(腹
直筋, rectus abdominis m.) 위에 투자(透刺), 9cm 매선침으로 시술한다.

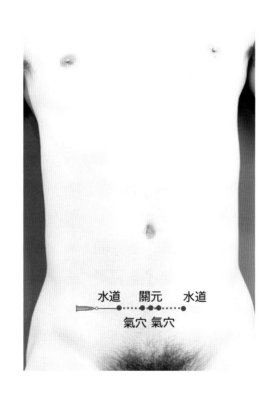

22. 曲骨 透 關元
(CV2 ⇒ CV4)

1) 取穴

(1) 曲骨(CV2) : 아랫배, 앞정중선(anterior median line) 위, 두덩결합(pubic symphysis) 위모서리

(2) 中極(CV3) : 아랫배, 앞정중선(anterior median line) 위, 배꼽(umbilicus) 중심에서 아래쪽으로 4寸

(3) 關元(CV4) : 아랫배, 앞정중선(anterior median line) 위, 배꼽(umbilicus) 중심에서 아래쪽으로 3寸

2) 解剖

(1) 曲骨(CV2)

  ① 근육: 백색선(白線, linea alba), 배세모근(錐體筋, pyramidalis m.)

  ② 신경: 엉덩아랫배신경의 앞피부가지(腸骨腹壁神經의 前皮枝, anterior cutaneous br. of iliohypogastric n.)

  ③ 혈관: 아랫배벽동·정맥의 두덩가지(下腹壁動·靜脈의 恥骨枝, pubic br. of inferior epigastric a. & v.), 폐쇄동·정맥의 두덩가지(閉鎖動·靜脈의 恥骨枝, pubic br. of obturator a. & v.), 바깥음부동·정맥(外陰部動·靜脈, external pudendal a. & v.)

(2) 中極(CV3)

  ① 근육: 백색선(白線, linea alba), 배곧은근집(腹直筋鞘, rectus sheath)

  ② 신경: 엉덩아랫배신경의 앞피부가지(腸骨腹壁神經의 前皮枝, anterior cutaneous br. of iliohypogastric n.)

  ③ 혈관: 얕은배벽동·정맥의 가지(淺腹壁動·靜脈의 枝, br. of superficial epigastric a. & v.), 아랫배벽동·정맥의 가지(下腹壁動·靜脈의 枝, br. of inferior epigastric a. & v.)

(3) 關元(CV4)

  ① 근육: 백색선(白線, linea alba), 배곧은근집(腹直筋鞘, rectus sheath)

  ② 신경: 엉덩아랫배신경의 앞피부가지(腸骨腹壁神經의 前皮枝, anterior cutaneous br. of iliohypogastric n.), 갈비밑신경의 앞피부가지(肋下神經의 前皮枝, anterior cutaneous br. of subcostal n.)

  ③ 혈관: 얕은배벽동·정맥(淺腹壁動·靜脈, superficial epigastric a. & v.), 아랫배벽동·정맥(下腹壁動·靜脈, inferior epigastric a. & v.)

3) 主治

① 부인적백대하(婦人赤白帶下), 월경부조(月經不調), 산기(疝氣)

② 음위(陰痿), 유정(遺精), 실정(失精), 음낭습양(陰囊濕痒)

③ 뇨폐(尿閉), 융폐(癃閉), 소변임력(小便淋瀝)

④ 소복만(小腹滿), 소복창만(小腹脹滿)

4) 鍼法

曲骨(CV2)에서 中極(CV3)을 통과하여 關元(CV4)까지 배곧은근(腹直筋, rectus abdominis m.)상 피하지방층에 任脈을 따라 투자(透刺), 4cm 매선침으로 시술한다.

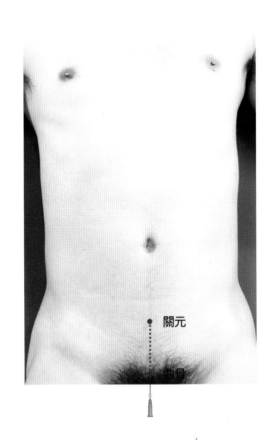

23. 維道 透 子宮
(GB28 ⇒ EX-CA1)

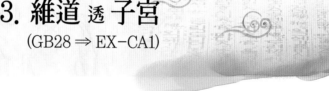

1) 取穴

(1) 維道(GB28) : 샅굴부위, 샅고랑인대 윗모서리, 위앞엉덩뼈가시 안쪽 아래 0.5寸

(2) 子宮(EX-CA1) : 아랫배부위(hypogastric region), 배꼽(umbilicus) 아래 4寸, 앞정중선(anterior median line) 가쪽으로 3寸

2) 解剖

(1) 維道(GB28)

① 근육: 배바깥빗근(外腹斜筋, external abdominal oblique m.), 배속빗근(內腹斜筋, internal abdominal oblique m.), 배가로근(腹橫筋, abdominal transverse m.)

② 신경: 엉덩아랫배신경(腸骨腹壁神經, iliohypogastric n.)

③ 혈관: 얕은엉덩휘돌이동 · 정맥(淺腸骨回旋動 · 靜脈, superficial circumflex iliac a. & v.)

(2) 子宮(EX-CA1)

① 근육: 배곧은근(腹直筋, rectus abdominis m.)

② 신경: 엉덩아랫배신경의 앞피부가지(腸骨腹壁神經의 前皮枝, anterior cutaneous br. of iliohypogastric n.)

③ 혈관: 아랫배벽동 · 정맥(下腹壁動 · 靜脈, inferior epigastric a. & v.), 얕은배벽동 · 정맥(淺腹壁動 · 靜脈, superficial epigastric a. & v.)

3) 主治

① 자궁탈수, 대하(帶下), 자궁내막염, 음정(陰挺), 부인불잉(婦人不孕), 자궁혈종(子宮血腫)

② 소복통(素服痛), 복수(腹水), 변비, 장산통(腸疝痛)

③ 골반염(骨盤炎), 고환염(睾丸炎), 충수염

4) 鍼法

維道(GB28) 에서 복부 피하지방층을 따라 동측의 中極(CV3) 가쪽 3寸 부위에 위치한 子宮(EX-CA1)까지 투자(透刺), 6cm 매선침으로 시술한다.

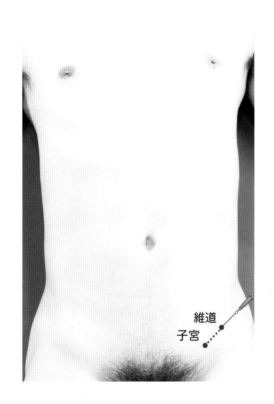

24. 提托 透 曲骨
(Jetak; extra point ⇒CV2)

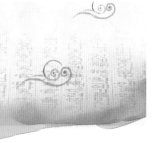

1) 取穴

(1) **提托**(Jetak; extra point) : 아랫배, 배꼽(umbilicus) 중심에서 아래쪽으로 3寸, 앞정중선(anterior median line)에서 가쪽으로 4寸

(2) **曲骨**(CV2) : 아랫배, 앞정중선(anterior median line) 위, 두덩결합(pubic symphysis) 위모서리

2) 解剖

(1) **提托**(Jetak; extra point)

　① 근육: 배속빗근(內腹斜筋, internal abdominal oblique m.), 배바깥빗근(外腹斜筋, external abdominal oblique m.), 배가로근(腹橫筋, transversus abdominis m.)

　② 신경: 엉덩아랫배신경(腸骨下腹神經, iliohypogastric n.)

　③ 혈관: 얕은엉덩휘돌이동・정맥(淺部回旋腸骨動・靜脈, superficial circumflex iliac a. & v.)

(2) **曲骨**(CV2)

　① 근육: 백색선(白線, linea alba), 배세모근(錐體筋, pyramidalis m.)

　② 신경: 엉덩아랫배신경의 앞피부가지(腸骨腹壁神經의 前皮枝, anterior cutaneous br. of iliohypogastric n.)

　③ 혈관: 아랫배벽동・정맥의 두덩가지(下腹壁動・靜脈의 恥骨枝, pubic br. of inferior epigastric a. & v.), 폐쇄동・정맥의 두덩가지(閉鎖動・靜脈의 恥骨枝, pubic br. of obturator a. & v.), 바깥음부동・정맥(外陰部動・靜脈, external pudendal a. & v.)

3) 主治

　① 자궁탈수, 하복통, 산통(疝痛), 통경(痛經), 부인적백대하(婦人赤白帶下), 월경부조(月經不調)

　② 음위(陰痿), 유정(遺精), 산기(疝氣), 융폐(癃閉), 소변임력(小便淋瀝), 음낭습양(陰囊濕痒)

　③ 복창(腹脹), 소복창만(小腹脹滿), 소복만(小腹滿), 수종(水腫)

　④ 신하수(腎下垂)

4) 鍼法

提托에서 복부 피하지방층을 따라 두덩결합(恥骨結合, pubic symphysis) 위모서리의 曲骨(CV2)까지 투자(透刺), 9cm 매선침으로 시술한다. 임상에서 曲骨(CV2)에 자입(刺入)하여 提托을 향해 진침(進鍼)하는 방법도 가능하다.

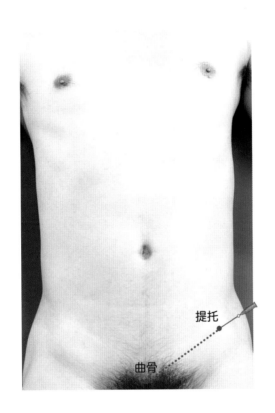

提托

曲骨

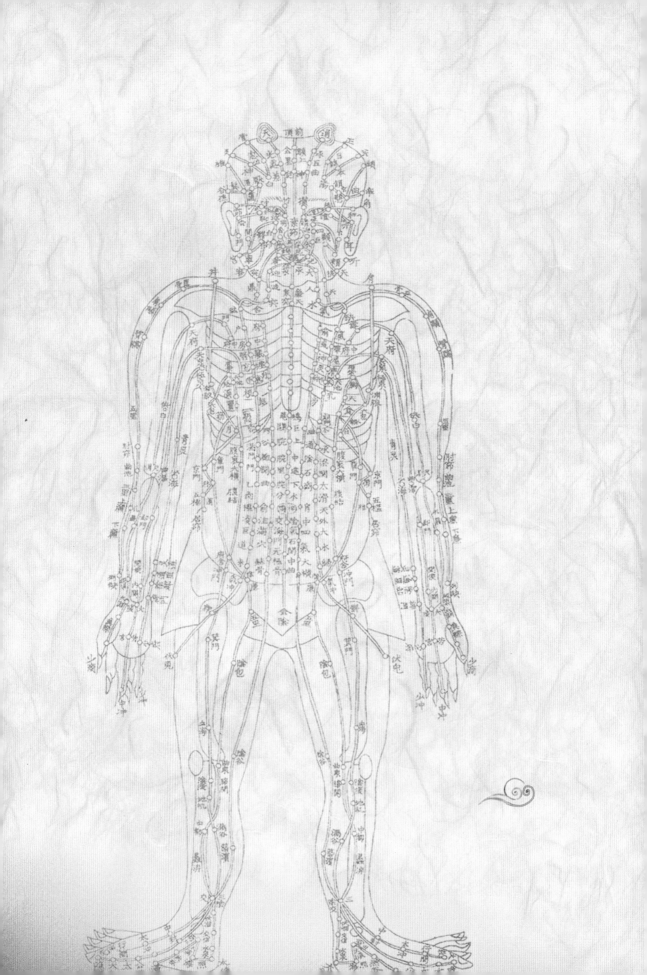

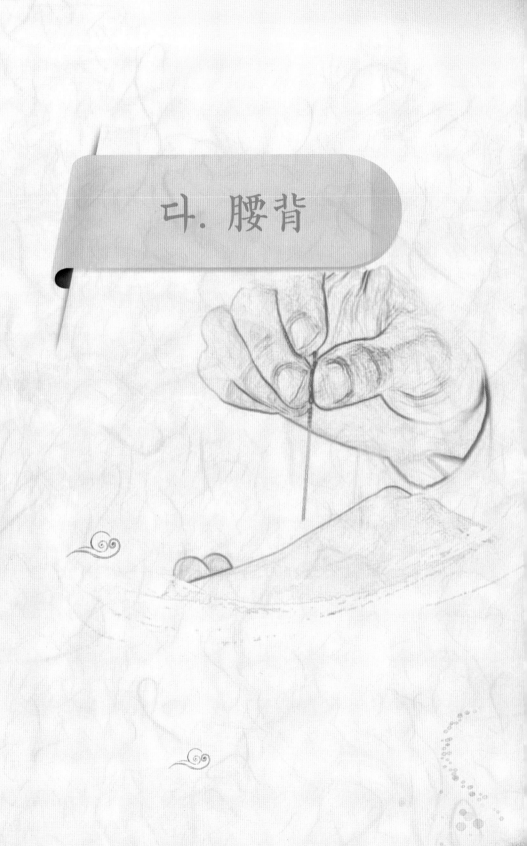

다. 腰背

1. 背部督脈透刺
(GV14 ⇒ GV3)

1) 取穴

일곱째 목뼈부터 넷째 허리뼈까지의 가시돌기 아래쪽 오목한 곳과 뒤정중선(posterior median line)과의 교차점. 총 17개 穴. 督脈의 大椎(GV14), 陶道(GV13), 身柱(GV12), 神道(GV11), 靈臺(GV10), 至陽(GV9), 筋縮(GV8), 中樞(GV7), 脊中(GV6), 懸樞(GV5), 命門(GV4), 腰陽關(GV3) 등 총 12개가 일치한다.

(1) 大椎(GV14) : 목 뒤부위, 뒤정중선(posterior median line) 위, 일곱째 목뼈 가시돌기(spinous process of the 7th cervical vertebra) 아래쪽 오목한 곳

(2) 陶道(GV13) : 위쪽 등부위, 뒤정중선(posterior median line) 위, 첫째 등뼈 가시돌기(spinous process of the 1st thoracic vertebra) 아래쪽 오목한 곳

(3) 身柱(GV12) : 위쪽 등부위, 뒤정중선(posterior median line) 위, 셋째 등뼈 가시돌기(spinous process of the 3rd thoracic vertebra) 아래쪽 오목한 곳

(4) 神道(GV11) : 위쪽 등부위, 뒤정중선(posterior median line) 위, 다섯째 등뼈 가시돌기(spinous process of the 5th thoracic vertebra) 아래쪽 오목한 곳

(5) 靈臺(GV10) : 위쪽 등부위, 뒤정중선(posterior median line) 위, 여섯째 등뼈 가시돌기(spinous process of the 6th thoracic vertebra) 아래쪽 오목한 곳

(6) 至陽(GV9) : 위쪽 등부위, 뒤정중선(posterior median line) 위, 일곱째 등뼈 가시돌기(spinous process of the 7th thoracic vertebra) 아래쪽 오목한 곳

(7) 筋縮(GV8) : 위쪽 등부위, 뒤정중선(posterior median line) 위, 아홉째 등뼈 가시돌기(spinous process of the 9th thoracic vertebra) 아래쪽 오목한 곳

(8) 中樞(GV7) : 위쪽 등부위, 뒤정중선(posterior median line) 위, 열째 등뼈 가시돌기(spinous process of the 10th thoracic vertebra) 아래쪽 오목한 곳

(9) 脊中(GV6) : 위쪽 등부위, 뒤정중선(posterior median line) 위, 열한째 등뼈 가시돌기(spinous process of the 11th thoracic vertebra) 아래쪽 오목한 곳

(10) 懸樞(GV5) : 허리부위, 뒤정중선(posterior median line) 위, 첫째 허리뼈 가시돌기(spinous process of the 1st lumbar vertebra) 아래쪽 오목한 곳

(11) 命門(GV4) : 허리부위, 뒤정중선(posterior median line) 위, 둘째 허리뼈 가시돌기(spinous process of the 2nd lumbar vertebra) 아래쪽 오목한 곳

(12) 腰陽關(GV3) : 허리부위, 뒤정중선(posterior median line) 위, 넷째 허리뼈 가시돌기(spinous process

of the 4th lumbar vertebra) 아래쪽 오목한 곳

2) 解剖

(1) 大椎(GV14)

① 근육: 뭇갈래근(多裂筋, multifidi m.), 가시끝인대(棘上靭帶, supraspinal lig.), 가시사이인대(棘間靭帶, interspinal lig.)

② 신경: 여덟째 목신경 뒤가지의 안쪽가지(第8頸神經의 後枝의 內側枝, medial br. of posterior brs. of the 8th cervical n.)

③ 혈관: 뒤바깥척주정맥얼기(後外椎骨靜脈叢, posterior external vertebral venous plexus)

(2) 陶道(GV13)

① 근육: 뭇갈래근(多裂筋, multifidi m.), 가시끝인대(棘上靭帶, supraspinal lig.), 가시사이인대(棘間靭帶, interspinal lig.)

② 신경: 첫째 가슴신경 뒤가지의 안쪽가지(第1胸神經의 後枝의 內側枝, medial br. of posterior brs. of the 1st thoracic n.)

③ 혈관: 첫째 뒤갈비사이정맥의 등쪽가지(第1肋間靜脈의 背側枝, dorsal br. of the 1st posterior inter-costal v.), 뒤바깥척주정맥얼기(後外椎骨靜脈叢, posterior external vertebral venous plexus)

(3) 身柱(GV12)

① 근육: 뭇갈래근(多裂筋, multifidi m.), 가시끝인대(棘上靭帶, supraspinal lig.), 가시사이인대(棘間靭帶, interspinal lig.)

② 신경: 셋째 가슴신경 뒤가지의 안쪽가지(第3胸神經의 後枝의 內側枝, medial br. of posterior brs. of the 3rd thoracic n.)

③ 혈관: 셋째 뒤갈비사이정맥의 등쪽가지(第3肋間靜脈의 背側枝, dorsal br. of the 3rd posterior inter-costal v.), 뒤바깥척주정맥얼기(後外椎骨靜脈叢, posterior external vertebral venous plexus)

(4) 神道(GV11)

① 근육: 뭇갈래근(多裂筋, multifidi m.), 가시끝인대(棘上靭帶, supraspinal lig.), 가시사이인대(棘間靭帶, interspinal lig.)

② 신경: 다섯째 가슴신경 뒤가지의 안쪽가지(第5胸神經의 後枝의 內側枝, medial br. of posterior brs. of the 5th thoracic n.)

③ 혈관: 다섯째 뒤갈비사이정맥의 등쪽가지(第5肋間靜脈의 背側枝, dorsal br. of the 5th posterior intercostal v.), 뒤바깥척주정맥얼기(後外椎骨靜脈叢, posterior external vertebral venous plexus)

(5) 靈臺(GV10)

① 근육: 등허리근막(胸腰筋膜, thoracolumbar fascia), 뭇갈래근(多裂筋, multifidi m.), 가시끝인대(棘上

靭帶, supraspinal lig.), 가시사이인대(棘間靭帶, interspinal lig.)

② 신경: 여섯째 가슴신경 뒤가지의 안쪽가지(第6胸神經의 後枝의 內側枝, medial br. of posterior brs. of the 6th thoracic n.)

③ 혈관: 여섯째 뒤갈비사이정맥의 등쪽가지(第6肋間靜脈의 背側枝, dorsal br. of the 6th posterior intercostal v.), 뒤바깥척주정맥얼기(後外椎骨靜脈叢, posterior external vertebral venous plexus)

(6) 至陽(GV9)

① 근육: 등허리근막(胸腰筋膜, thoracolumbar fascia), 뭇갈래근(多裂筋, multifidi m.), 가시끝인대(棘上靭帶, supraspinal lig.), 가시사이인대(棘間靭帶, interspinal lig.)

② 신경: 일곱째 가슴신경 뒤가지의 안쪽가지(第7胸神經의 後枝의 內側枝, medial br. of posterior brs. of the 7th thoracic n.)

③ 혈관: 일곱째 뒤갈비사이정맥의 등쪽가지(第7肋間靜脈의 背側枝, dorsal br. of the 7th posterior intercostal v.), 뒤바깥척주정맥얼기(後外椎骨靜脈叢, posterior external vertebral venous plexus)

(7) 筋縮(GV8)

① 근육: 등허리근막(胸腰筋膜, thoracolumbar fascia), 뭇갈래근(多裂筋, multifidi m.), 가시끝인대(棘上靭帶, supraspinal lig.), 가시사이인대(棘間靭帶, interspinal lig.)

② 신경: 아홉째 가슴신경 뒤가지의 안쪽가지(第9胸神經의 後枝의 內側枝, medial br. of posterior brs. of the 9th thoracic n.)

③ 혈관: 아홉째 뒤갈비사이정맥의 등쪽가지(第9肋間靜脈의 背側枝, dorsal br. of the 9th posterior intercostal v.), 뒤바깥척주정맥얼기(後外椎骨靜脈叢, posterior external vertebral venous plexus)

(8) 中樞(GV7)

① 근육: 등허리근막(胸腰筋膜, thoracolumbar fascia), 뭇갈래근(多裂筋, multifidi m.), 가시끝인대(棘上靭帶, supraspinal lig.), 가시사이인대(棘間靭帶, interspinal lig.)

② 신경: 열째 가슴신경 뒤가지의 안쪽가지(第10胸神經의 後枝의 內側枝, medial br. of posterior brs. of the 10th thoracic n.)

③ 혈관: 열째 뒤갈비사이정맥의 등쪽가지(第10肋間靜脈의 背側枝, dorsal br. of the 10th posterior intercostal v.), 뒤바깥척주정맥얼기(後外椎骨靜脈叢, posterior external vertebral venous plexus)

(9) 脊中(GV6)

① 근육: 등허리근막(胸腰筋膜, thoracolumbar fascia), 뭇갈래근(多裂筋, multifidi m.), 가시끝인대(棘上靭帶, supraspinal lig.), 가시사이인대(棘間靭帶, interspinal lig.)

② 신경: 열한째 가슴신경 뒤가지의 안쪽가지(第11胸神經의 後枝의 內側枝, medial br. of posterior brs. of the 11th thoracic n.)

③ 혈관: 열한째 뒤갈비사이정맥의 등쪽가지(第11肋間靜脈의 背側枝, dorsal br. of the 11th posterior intercostal v.), 뒤바깥척주정맥얼기(後外椎骨靜脈叢, posterior external vertebral venous plexus)

(10) 懸樞(GV5)

① 근육: 등허리근막(胸腰筋膜, thoracolumbar fascia), 뭇갈래근(多裂筋, multifidi m.), 가시끝인대(棘上靭帶, supraspinal lig.), 가시사이인대(棘間靭帶, interspinal lig.)

② 신경: 허리신경 뒤가지의 안쪽가지(腰神經의 後枝의 內側枝, medial br. of posterior brs. of lumbar n.)

③ 혈관: 허리동맥의 등쪽가지(腰動脈의 背側枝, dorsal br. of lumbal a.), 뒤바깥척주정맥얼기(後外椎骨靜脈叢, posterior external vertebral venous plexus)

(11) 命門(GV4)

① 근육: 등허리근막(胸腰筋膜, thoracolumbar fascia), 뭇갈래근(多裂筋, multifidi m.), 가시끝인대(棘上靭帶, supraspinal lig.), 가시사이인대(棘間靭帶, interspinal lig.)

② 신경: 허리신경 뒤가지의 안쪽가지(腰神經의 後枝의 內側枝, medial br. of posterior brs. of lumbar n.)

③ 혈관: 허리동맥의 등쪽가지(腰動脈의 背側枝, dorsal br. of lumbal a.), 뒤바깥척주정맥얼기(後外椎骨靜脈叢, posterior external vertebral venous plexus)

(12) 腰陽關(GV3)

① 근육: 등허리근막(胸腰筋膜, thoracolumbar fascia), 뭇갈래근(多裂筋, multifidi m.), 가시끝인대(棘上靭帶, supraspinal lig.), 가시사이인대(棘間靭帶, interspinal lig.)

② 신경: 허리신경 뒤가지의 안쪽가지(腰神經의 後枝의 內側枝, medial br. of posterior brs. of lumbar n.)

③ 혈관: 허리동맥의 등쪽가지(腰動脈의 背側枝, dorsal br. of lumbal a.), 뒤바깥척주정맥얼기(後外椎骨靜脈叢, posterior external vertebral venous plexus)

3) 主治

① 중풍, 상하지마비

② 급성열병, 고열, 간헐열, 오한, 두통, 사지의 통증, 전신경련

③ 척추측만증, 흉통 및 요통, 항강(項强), 척강(脊强), 척추통(脊椎痛), 척배강통(脊背强痛), 늑간신경통, 좌골신경통, 하지허약

④ 정신질환, 전간(癲癇), 신경쇠약, 소아경련, 경계, 불안

⑤ 해수, 천식, 기관지염, 감모

⑥ 심통, 위통, 구토, 복만(腹滿), 비위허약, 소화불량

⑦ 비뇨생식기질환, 대하(帶下), 양위(陽痿), 유정(遺精), 뇨실금

⑧ 자궁내막염, 월경부조, 백대하(白帶下)

4) 鍼法

임상 증상에 해당되는 背兪穴을 중심으로 치료혈을 선정한 후, 같은 높이의 督脈에서 6cm 혹은 9cm의 매선침을 사용하여 투자(透刺)한다.

▶ 參考

① 발열 등의 전신질환에는 6cm 혹은 9cm 매선침으로 督脈에 연이어 시술한다.

② 본 시술시 같은 높이의 夾脊(EX-B2)과 방광경 1선에 추가 시술도 치료효과를 높일 수 있다.

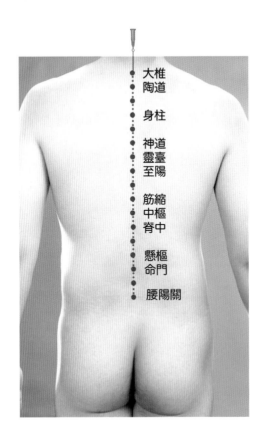

2. 大椎 透 至陽

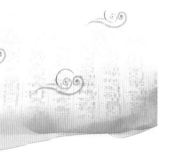

(GV14 ⇒ GV9)

1) 取穴

(1) **大椎(GV14)** : 목 뒤부위, 뒤정중선(posterior median line) 위, 일곱째 목뼈 가시돌기(spinous process of the 7th cervical vertebra) 아래쪽 오목한 곳

(2) **陶道(GV13)** : 위쪽 등부위, 뒤정중선(posterior median line) 위, 첫째 등뼈 가시돌기(spinous process of the 1st thoracic vertebra) 아래쪽 오목한 곳

(3) **身柱(GV12)** : 위쪽 등부위, 뒤정중선(posterior median line) 위, 셋째 등뼈 가시돌기(spinous process of the 3rd thoracic vertebra) 아래쪽 오목한 곳

(4) **神道(GV11)** : 위쪽 등부위, 뒤정중선(posterior median line) 위, 다섯째 등뼈 가시돌기(spinous process of the 5th thoracic vertebra) 아래쪽 오목한 곳

(5) **靈臺(GV10)** : 위쪽 등부위, 뒤정중선(posterior median line) 위, 여섯째 등뼈 가시돌기(spinous process of the 6th thoracic vertebra) 아래쪽 오목한 곳

(6) **至陽(GV9)** : 위쪽 등부위, 뒤정중선(posterior median line) 위, 일곱째 등뼈 가시돌기(spinous process of the 7th thoracic vertebra) 아래쪽 오목한 곳

2) 解剖

(1) 大椎(GV14)

  ① 근육: 뭇갈래근(多裂筋, multifidi m.), 가시끝인대(棘上靭帶, supraspinal lig.), 가시사이인대(棘間靭帶, interspinal lig.)

  ② 신경: 여덟째 목신경 뒤가지의 안쪽가지(第8頸神經의 後枝의 內側枝, medial br. of posterior brs. of the 8th cervical n.)

  ③ 혈관: 뒤바깥척주정맥얼기(後外椎骨靜脈叢, posterior external vertebral venous plexus)

(2) 陶道(GV13)

  ① 근육: 뭇갈래근(多裂筋, multifidi m.), 가시끝인대(棘上靭帶, supraspinal lig.), 가시사이인대(棘間靭帶, interspinal lig.)

  ② 신경: 첫째 가슴신경 뒤가지의 안쪽가지(第1胸神經의 後枝의 內側枝, medial br. of posterior brs. of the 1st thoracic n.)

169

③ 혈관: 첫째 뒤갈비사이정맥의 등쪽가지(第1肋間靜脈의 背側枝, dorsal br. of the 1st posterior intercostal v.), 뒤바깥척주정맥얼기(後外椎骨靜脈叢, posterior external vertebral venous plexus)

(3) 身柱(GV12)

① 근육: 뭇갈래근(多裂筋, multifidi m.), 가시끝인대(棘上靭帶, supraspinal lig.), 가시사이인대(棘間靭帶, interspinal lig.)

② 신경: 셋째 가슴신경 뒤가지의 안쪽가지(第3胸神經의 後枝의 內側枝, medial br. of posterior brs. of the 3rd thoracic n.)

③ 혈관: 셋째 뒤갈비사이정맥의 등쪽가지(第3肋間靜脈의 背側枝, dorsal br. of the 3rd posterior intercostal v.), 뒤바깥척주정맥얼기(後外椎骨靜脈叢, posterior external vertebral venous plexus)

(4) 神道(GV11)

① 근육: 뭇갈래근(多裂筋, multifidi m.), 가시끝인대(棘上靭帶, supraspinal lig.), 가시사이인대(棘間靭帶, interspinal lig.)

② 신경: 다섯째 가슴신경 뒤가지의 안쪽가지(第5胸神經의 後枝의 內側枝, medial br. of posterior brs. of the 5th thoracic n.)

③ 혈관: 다섯째 뒤갈비사이정맥의 등쪽가지(第5肋間靜脈의 背側枝, dorsal br. of the 5th posterior intercostal v.), 뒤바깥척주정맥얼기(後外椎骨靜脈叢, posterior external vertebral venous plexus)

(5) 靈臺(GV10)

① 근육: 등허리근막(胸腰筋膜, thoracolumbar fascia), 뭇갈래근(多裂筋, multifidi m.), 가시끝인대(棘上靭帶, supraspinal lig.), 가시사이인대(棘間靭帶, interspinal lig.)

② 신경: 여섯째 가슴신경 뒤가지의 안쪽가지(第6胸神經의 後枝의 內側枝, medial br. of posterior brs. of the 6th thoracic n.)

③ 혈관: 여섯째 뒤갈비사이정맥의 등쪽가지(第6肋間靜脈의 背側枝, dorsal br. of the 6th posterior intercostal v.), 뒤바깥척주정맥얼기(後外椎骨靜脈叢, posterior external vertebral venous plexus)

(6) 至陽(GV9)

① 근육: 등허리근막(胸腰筋膜, thoracolumbar fascia), 뭇갈래근(多裂筋, multifidi m.), 가시끝인대(棘上靭帶, supraspinal lig.), 가시사이인대(棘間靭帶, interspinal lig.)

② 신경: 일곱째 가슴신경 뒤가지의 안쪽가지(第7胸神經의 後枝의 內側枝, medial br. of posterior brs. of the 7th thoracic n.)

③ 혈관: 일곱째 뒤갈비사이정맥의 등쪽가지(第7肋間靜脈의 背側枝, dorsal br. of the 7th posterior intercostal v.), 뒤바깥척주정맥얼기(後外椎骨靜脈叢, posterior external vertebral venous plexus)

3) 主治

① 전간(癲癎), 히스테리, 뇌성 탄탄(癱瘓), 정신질환, 신경쇠약, 건망, 경계(驚悸), 두통

② 절종(癤腫), 정독(疔毒), 다발성 절종(癤腫), 신경성 피부염

③ 심계항진, 발열, 간헐열, 육혈부지(衄血不止)

④ 간염, 담낭염, 황달, 간담통(肝膽痛)

⑤ 기관지염, 효천(哮喘), 해수, 천식, 감모

⑥ 견배통(肩背痛), 항강(項强), 두항부 경련, 늑간신경통, 흉부압박감, 척강(脊强), 요통, 흉배통(胸背痛), 요배동통(腰背疼痛), 사지중통(四肢重痛), 척려강통(脊臂强痛), 계종(瘈瘲), 좌골신경통, 하지마비

⑦ 비위통(脾胃痛), 식욕부진

4) 鍼法

大椎(GV14)에서 陶道(GV13), 身柱(GV12), 神道(GV11), 靈臺(GV10)를 거쳐 至陽(GV9) 까지 피하지방층에 투자(透刺), 필요시 大椎(GV14)에서 身柱(GV12), 身柱(GV12)에서 至陽(GV9)으로 나누어 12cm 매선침으로 시술한다.

▶ 參考

① 신경쇠약, 흉통, 항강(項强), 견배통(肩背痛)에 다용하며, 추가하여 같은 높이의 양측 夾脊(EX-B2), 방광경 1선을 따라 평행하게 시술한다.

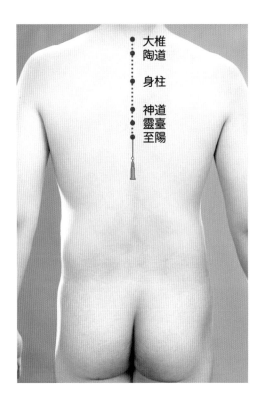

3. 大椎 透 神道
(GV14 ⇒ GV11)

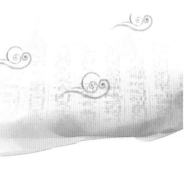

1) 取穴

(1) **大椎**(GV14) : 목 뒤부위, 뒤정중선(posterior median line) 위, 일곱째 목뼈 가시돌기(spinous process of the 7th cervical vertebra) 아래쪽 오목한 곳

(2) **陶道**(GV13) : 위쪽 등부위, 뒤정중선(posterior median line) 위, 첫째 등뼈 가시돌기(spinous process of the 1st thoracic vertebra) 아래쪽 오목한 곳

(3) **身柱**(GV12) : 위쪽 등부위, 뒤정중선(posterior median line) 위, 셋째 등뼈 가시돌기(spinous process of the 3rd thoracic vertebra) 아래쪽 오목한 곳

(4) **神道**(GV11) : 위쪽 등부위, 뒤정중선(posterior median line) 위, 다섯째 등뼈 가시돌기(spinous process of the 5th thoracic vertebra) 아래쪽 오목한 곳

2) 解剖

(1) **大椎**(GV14)
 ① 근육: 뭇갈래근(多裂筋, multifidi m.), 가시끝인대(棘上靭帶, supraspinal lig.), 가시사이인대(棘間靭帶, interspinal lig.)
 ② 신경: 여덟째 목신경 뒤가지의 안쪽가지(第8頸神經의 後枝의 內側枝, medial br. of posterior brs. of the 8th cervical n.)
 ③ 혈관: 뒤바깥척주정맥얼기(後外椎骨靜脈叢, posterior external vertebral venous plexus)

(2) **陶道**(GV13)
 ① 근육: 뭇갈래근(多裂筋, multifidi m.), 가시끝인대(棘上靭帶, supraspinal lig.), 가시사이인대(棘間靭帶, interspinal lig.)
 ② 신경: 첫째 가슴신경 뒤가지의 안쪽가지(第1胸神經의 後枝의 內側枝, medial br. of posterior brs. of the 1st thoracic n.)
 ③ 혈관: 첫째 뒤갈비사이정맥의 등쪽가지(第1肋間靜脈의 背側枝, dorsal br. of the 1st posterior intercostal v.), 뒤바깥척주정맥얼기(後外椎骨靜脈叢, posterior external vertebral venous plexus)

(3) **身柱**(GV12)
 ① 근육: 뭇갈래근(多裂筋, multifidi m.), 가시끝인대(棘上靭帶, supraspinal lig.), 가시사이인대(棘間靭

帶, interspinal lig.)

② 신경: 셋째 가슴신경 뒤가지의 안쪽가지(第3胸神經의 後枝의 內側枝, medial br. of posterior brs. of the 3rd thoracic n.)

③ 혈관: 셋째 뒤갈비사이정맥의 등쪽가지(第3肋間靜脈의 背側枝, dorsal br. of the 3rd posterior inter-costal v.), 뒤바깥척주정맥얼기(後外椎骨靜脈叢, posterior external vertebral venous plexus)

(4) 神道(GV11)

① 근육: 뭇갈래근(多裂筋, multifidi m.), 가시끝인대(棘上靭帶, supraspinal lig.), 가시사이인대(棘間靭帶, interspinal lig.)

② 신경: 다섯째 가슴신경 뒤가지의 안쪽가지(第5胸神經의 後枝의 內側枝, medial br. of posterior brs. of the 5th thoracic n.)

③ 혈관: 다섯째 뒤갈비사이정맥의 등쪽가지(第5肋間靜脈의 背側枝, dorsal br. of the 5th posterior intercostal v.), 뒤바깥척주정맥얼기(後外椎骨靜脈叢, posterior external vertebral venous plexus)

3) 主治

① 급성열병, 고열, 간헐열, 오한발열, 경련, 육혈부지(衄血不止), 두통

② 기관지염, 해수, 감모, 천식

③ 전간(癲癇), 정신분열증, 신경쇠약, 건망, 경계(驚悸)

④ 각종 경추질환, 척추통(脊椎痛), 항강(項强), 견배통(肩背痛), 경무력(頸無力), 흉배통(胸背痛)

⑤ 두통, 고혈압

4) 鍼法

大椎(GV14)에서 다섯째 등뼈 가시돌기 아래 神道(GV11)를 향해 가시돌기 상의 피하지방층에 투자(透刺), 9cm 매선침으로 시술한다. 시술 방향이 심부를 향할 경우 가시돌기에 걸려 진침(進鍼)할 수 없다. 피하 지방층을 따라가도록 주의하여 시술한다.

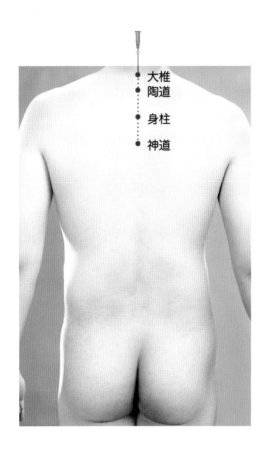

4. 神道 透 中樞

(GV11 ⇒ GV7)

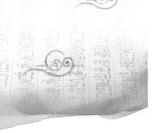

1) 取穴

(1) 神道(GV11) : 위쪽 등부위, 뒤정중선(posterior median line) 위, 다섯째 등뼈 가시돌기(spinous process of the 5th thoracic vertebra) 아래쪽 오목한 곳

(2) 靈臺(GV10) : 위쪽 등부위, 뒤정중선(posterior median line) 위, 여섯째 등뼈 가시돌기(spinous process of the 6th thoracic vertebra) 아래쪽 오목한 곳

(3) 至陽(GV9) : 위쪽 등부위, 뒤정중선(posterior median line) 위, 일곱째 등뼈 가시돌기(spinous process of the 7th thoracic vertebra) 아래쪽 오목한 곳

(4) 筋縮(GV8) : 위쪽 등부위, 뒤정중선(posterior median line) 위, 아홉째 등뼈 가시돌기(spinous process of the 9th thoracic vertebra) 아래쪽 오목한 곳

(5) 中樞(GV7) : 위쪽 등부위, 뒤정중선(posterior median line) 위, 열째 등뼈 가시돌기(spinous process of the 10th thoracic vertebra) 아래쪽 오목한 곳

2) 解剖

(1) 神道(GV11)

　① 근육: 뭇갈래근(多裂筋, multifidi m.), 가시끝인대(棘上靭帶, supraspinal lig.), 가시사이인대(棘間靭帶, interspinal lig.)

　② 신경: 다섯째 가슴신경 뒤가지의 안쪽가지(第5胸神經의 後枝의 內側枝, medial br. of posterior brs. of 5th thoracic n.)

　③ 혈관: 다섯째 뒤갈비사이정맥의 등쪽가지(第5肋間靜脈의 背側枝, dorsal br. of 5th posterior inter-costal v.), 뒤바깥척주정맥얼기(後外椎骨靜脈叢, posterior external vertebral venous plexus)

(2) 靈臺(GV10)

　① 근육: 등허리근막(胸腰筋膜, thoracolumbar fascia), 뭇갈래근(多裂筋, multifidi m.), 가시끝인대(棘上靭帶, supraspinal lig.), 가시사이인대(棘間靭帶, interspinal lig.)

　② 신경: 여섯째 가슴신경 뒤가지의 안쪽가지(第6胸神經의 後枝의 內側枝, medial br. of posterior brs. of 6th thoracic n.)

　③ 혈관: 여섯째 뒤갈비사이정맥의 등쪽가지(第6肋間靜脈의 背側枝, dorsal br. of 6th posterior intercostal v.), 뒤바깥척주정맥얼기(後外椎骨靜脈叢, posterior external vertebral venous plexus)

(3) 至陽(GV9)

① 근육: 등허리근막(胸腰筋膜, thoracolumbar fascia), 뭇갈래근(多裂筋, multifidi m.), 가시끝인대(棘上靭帶, supraspinal lig.), 가시사이인대(棘間靭帶, interspinal lig.)

② 신경: 일곱째 가슴신경 뒤가지의 안쪽가지(第7胸神經의 後枝의 內側枝, medial br. of posterior brs. of 7th thoracic n.)

③ 혈관: 일곱째 뒤갈비사이정맥의 등쪽가지(第7肋間靜脈의 背側枝, dorsal br. of 7th posterior inter-costal v.), 뒤바깥척주정맥얼기(後外椎骨靜脈叢, posterior external vertebral venous plexus)

(4) 筋縮(GV8)

① 근육: 등허리근막(胸腰筋膜, thoracolumbar fascia), 뭇갈래근(多裂筋, multifidi m.), 가시끝인대(棘上靭帶, supraspinal lig.), 가시사이인대(棘間靭帶, interspinal lig.)

② 신경: 아홉째 가슴신경 뒤가지의 안쪽가지(第9胸神經의 後枝의 內側枝, medial br. of posterior brs. of 9th thoracic n.)

③ 혈관: 아홉째 뒤갈비사이정맥의 등쪽가지(第9肋間靜脈의 背側枝, dorsal br. of 9th posterior inter-costal v.), 뒤바깥척주정맥얼기(後外椎骨靜脈叢, posterior external vertebral venous plexus)

(5) 中樞(GV7)

① 근육: 등허리근막(胸腰筋膜, thoracolumbar fascia), 뭇갈래근(多裂筋, multifidi m.), 가시끝인대(棘上靭帶, supraspinal lig.), 가시사이인대(棘間靭帶, interspinal lig.)

② 신경: 열째 가슴신경 뒤가지의 안쪽가지(第10胸神經의 後枝의 內側枝, medial br. of posterior brs. of 10th thoracic n.)

③ 혈관: 열째 뒤갈비사이정맥의 등쪽가지(第10肋間靜脈의 背側枝, dorsal br. of 10th posterior inter-costal v.), 뒤바깥척주정맥얼기(後外椎骨靜脈叢, posterior external vertebral venous plexus)

3) 主治

① 요배부 강직 등의 척추질환, 경골통(脛骨痛), 늑간신경통, 사지중통(四肢重痛)
② 위통, 구토, 식욕상실, 복만(腹滿), 장통(腸痛), 위경련
③ 해수, 기천(氣喘), 천식, 기관지염, 호흡곤란
④ 심통
⑤ 정신분열증, 전간(癲癎), 불안, 섬어(譫語)

4) 鍼法

다섯째 등뼈 가시돌기(spinous process of the 5th thoracic vertebra) 아래의 神道(GV11)에서 열째 등뼈 가시돌기 아래의 中樞(GV7)를 향해 督脈 상의 피하지방층에 투자(透刺), 9cm 매선침으로 시술한다.

▶ 參考

① 만성 소화기 질환, 척추질환에 다용한다.

② 소화기 질환의 경우 본 시술 부위와 같은 높이의 방광경 1선을 선택하여 평행하게 추가로 시술한다.

③ 요추 전만증의 경우 흉추부위는 후만증이 함께 발생하는 경우가 많다. 본 시술부위와 같은 높이의 夾脊(EX-B2), 방광경1선 부위는 척추주위근(副脊椎筋, paraspinal muscles)의 근육층에, 요추 2-5번 높이의 督脈穴, 夾脊(EX-B2), 방광경 1선 부위는 피하지방층에 함께 시술한다.

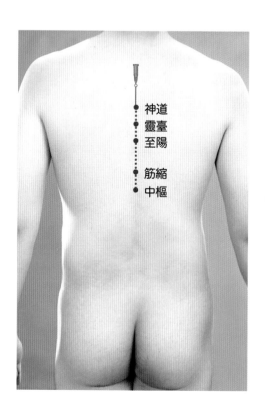

神道
靈臺
至陽

筋縮
中樞

5. 靈臺 透 神道

(GV10 ⇒ GV11)

1) 取穴

(1) 靈臺(GV10) : 위쪽 등부위, 뒤정중선(posterior median line) 위, 여섯째 등뼈 가시돌기(spinous process of the 6th thoracic vertebra) 아래쪽 오목한 곳

(2) 神道(GV11) : 위쪽 등부위, 뒤정중선(posterior median line) 위, 다섯째 등뼈 가시돌기(spinous process of the 5th thoracic vertebra) 아래쪽 오목한 곳

2) 解剖

(1) 靈臺(GV10)

① 근육: 등허리근막(胸腰筋膜, thoracolumbar fascia), 뭇갈래근(多裂筋, multifidi m.), 가시끝인대(棘上靭帶, supraspinal lig.), 가시사이인대(棘間靭帶, interspinal lig.)

② 신경: 여섯째 가슴신경 뒤가지의 안쪽가지(第6胸神經의 後枝의 內側枝, medial br. of posterior brs. of the 6th thoracic n.)

③ 혈관: 여섯째 뒤갈비사이정맥의 등쪽가지(第6肋間靜脈의 背側枝, dorsal br. of the 6th posterior intercostal v.), 뒤바깥척주정맥얼기(後外椎骨靜脈叢, posterior external vertebral venous plexus)

(2) 神道(GV11)

① 근육: 뭇갈래근(多裂筋, multifidi m.), 가시끝인대(棘上靭帶, supraspinal lig.), 가시사이인대(棘間靭帶, interspinal lig.)

② 신경: 다섯째 가슴신경 뒤가지의 안쪽가지(第5胸神經의 後枝의 內側枝, medial br. of posterior brs. of 5th thoracic n.)

③ 혈관: 다섯째 뒤갈비사이정맥의 등쪽가지(第5肋間靜脈의 背側枝, dorsal br. of 5th posterior intercostal v.), 뒤바깥척주정맥얼기(後外椎骨靜脈叢, posterior external vertebral venous plexus)

3) 主治

① 견배통(肩背痛), 요통, 배통(背痛), 항강(項强), 척려강통(脊膂强痛)

② 기관지염, 효천(哮喘), 감기, 해수, 천식, 호흡곤란

③ 고혈압, 저혈압, 두통, 편두통, 중풍 편마비

④ 전간(癲癇), 정신분열증, 신경증(neurosis), 신경쇠약, 건망, 경계(驚悸), 정신질환

4) 鍼法

다섯째 등뼈 가시돌기 아래의 神道(GV11)에서 여섯째 등뼈 가시돌기 아래의 靈臺(GV10)까지 피하지방층에 투자(透刺), 3cm 매선침으로 시술한다.

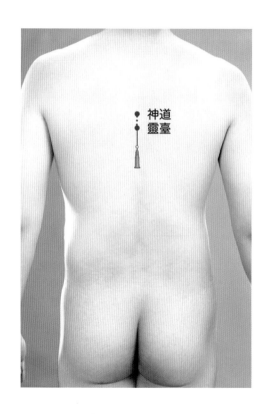

6. 筋縮 透 懸樞

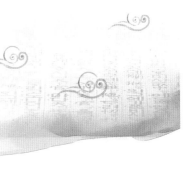

(GV8 ⇒ GV5)

1) 取穴

(1) 筋縮(GV8) : 위쪽 등부위, 뒤정중선(posterior median line) 위, 아홉째 등뼈 가시돌기(spinous process of the 9th thoracic vertebra) 아래쪽 오목한 곳

(2) 中樞(GV7) : 위쪽 등부위, 뒤정중선(posterior median line) 위, 열째 등뼈 가시돌기(spinous process of the 10th thoracic vertebra) 아래쪽 오목한 곳

(3) 脊中(GV6) : 위쪽 등부위, 뒤정중선(posterior median line) 위, 열한째 등뼈 가시돌기(spinous process of the 11th thoracic vertebra) 아래쪽 오목한 곳

(4) 懸樞(GV5) : 허리부위, 뒤정중선(posterior median line) 위, 첫째 허리뼈 가시돌기(spinous process of the 1st lumbar vertebra) 아래쪽 오목한 곳

2) 解剖

(1) 筋縮(GV8)

① 근육: 등허리근막(胸腰筋膜, thoracolumbar fascia), 뭇갈래근(多裂筋, multifidi m.), 가시끝인대(棘上靭帶, supraspinal lig.), 가시사이인대(棘間靭帶, interspinal lig.)

② 신경: 아홉째 가슴신경 뒤가지의 안쪽가지(第9胸神經의 後枝의 內側枝, medial br. of posterior brs. of the 9th thoracic n.)

③ 혈관: 아홉째 뒤갈비사이정맥의 등쪽가지(第9肋間靜脈의 背側枝, dorsal br. of the 9th posterior intercostal v.), 뒤바깥척주정맥얼기(後外椎骨靜脈叢, posterior external vertebral venous plexus)

(2) 中樞(GV7)

① 근육: 등허리근막(胸腰筋膜, thoracolumbar fascia), 뭇갈래근(多裂筋, multifidi m.), 가시끝인대(棘上靭帶, supraspinal lig.), 가시사이인대(棘間靭帶, interspinal lig.)

② 신경: 열째 가슴신경 뒤가지의 안쪽가지(第10胸神經의 後枝의 內側枝, medial br. of posterior brs. of the 10th thoracic n.)

③ 혈관: 열째 뒤갈비사이정맥의 등쪽가지(第10肋間靜脈의 背側枝, dorsal br. of the 10th posterior intercostal v.), 뒤바깥척주정맥얼기(後外椎骨靜脈叢, posterior external vertebral venous plexus)

(3) 脊中(GV6)

① 근육: 등허리근막(胸腰筋膜, thoracolumbar fascia), 뭇갈래근(多裂筋, multifidi m.), 가시끝인대(棘上靭帶, supraspinal lig.), 가시사이인대(棘間靭帶, interspinal lig.)

② 신경: 열한째 가슴신경 뒤가지의 안쪽가지(第11胸神經의 後枝의 內側枝, medial br. of posterior brs. of the 11th thoracic n.)

③ 혈관: 열한째 뒤갈비사이정맥의 등쪽가지(第11肋間靜脈의 背側枝, dorsal br. of the 11th posterior intercostal v.), 뒤바깥척주정맥얼기(後外椎骨靜脈叢, posterior external vertebral venous plexus)

(4) 懸樞(GV5)

① 근육: 등허리근막(胸腰筋膜, thoracolumbar fascia), 뭇갈래근(多裂筋, multifidi m.), 가시끝인대(棘上靭帶, supraspinal lig.), 가시사이인대(棘間靭帶, interspinal lig.)

② 신경: 허리신경 뒤가지의 안쪽가지(腰神經의 後枝의 內側枝, medial br. of posterior brs. of lumbar n.)

③ 혈관: 허리동맥의 등쪽가지(腰動脈의 背側枝, dorsal br. of lumbal a.), 뒤바깥척주정맥얼기(後外椎骨靜脈叢, posterior external vertebral venous plexus)

3) 主治

① 전간(癲癇), 히스테리, 뇌성마비, 정신병, 신경쇠약, 불안, 섬어(譫語)

② 심계항진, 심통

③ 위통, 구토, 불사식(不思食), 비위허약, 창만(脹滿), 장통(腸痛), 직장출혈, 치질, 치창(痔瘡), 변혈(便血), 설사, 소화불량

④ 견배통(肩背痛), 늑간신경통, 간담통(肝膽痛), 비위통(脾胃痛), 좌골신경통, 하지마비, 요통, 척강(脊强)

4) 鍼法

筋縮(GV8)에서 中樞(GV7), 脊中(GV6)을 통과하여 懸樞(GV5)까지 督脈의 피하지방층을 따라 투자(透刺), 9cm 매선침으로 시술한다.

▶ 參考

① 만성 소화기 질환에 다용한다. 방광경 1선에서 본 시술부위와 평행하게 추가 시술한다.

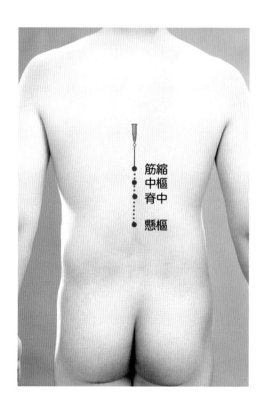

7. 命門 透 腰陽關

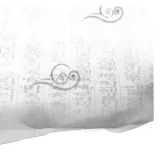

(GV4 ⇒ GV3)

1) 取穴

(1) 命門(GV4) : 허리부위, 뒤정중선(posterior median line) 위, 둘째 허리뼈 가시돌기(spinous process of the 2nd lumbar vertebra) 아래쪽 오목한 곳

(2) 腰陽關(GV3) : 허리부위, 뒤정중선(posterior median line) 위, 넷째 허리뼈 가시돌기(spinous process of the 4th lumbar vertebra) 아래쪽 오목한 곳

2) 解剖

(1) 命門(GV4)

① 근육: 등허리근막(胸腰筋膜, thoracolumbar fascia), 뭇갈래근(多裂筋, multifidi m.), 가시끝인대(棘上靭帶, supraspinal lig.), 가시사이인대(棘間靭帶, interspinal lig.)

② 신경: 허리신경 뒤가지의 안쪽가지(腰神經의 後枝의 內側枝, medial br. of posterior brs. of lumbar n.)

③ 혈관: 허리동맥의 등쪽가지(腰動脈의 背側枝, dorsal br. of lumbal a.), 뒤바깥척주정맥얼기(後外椎骨靜脈叢, posterior external vertebral venous plexus)

(2) 腰陽關(GV3)

① 근육: 등허리근막(胸腰筋膜, thoracolumbar fascia), 뭇갈래근(多裂筋, multifidi m.), 가시끝인대(棘上靭帶, supraspinal lig.), 가시사이인대(棘間靭帶, interspinal lig.)

② 신경: 허리신경 뒤가지의 안쪽가지(腰神經의 後枝의 內側枝, medial br. of posterior brs. of lumbar n.)

③ 혈관: 허리동맥의 등쪽가지(腰動脈의 背側枝, dorsal br. of lumbal a.), 뒤바깥척주정맥얼기(後外椎骨靜脈叢, posterior external vertebral venous plexus)

3) 主治

① 전간(癲癎), 히스테리, 뇌성마비, 정신병, 신경쇠약

② 좌골신경통, 요통, 하지마비

③ 유정(遺精), 양위(陽痿), 각종 비뇨생식기 질환

④ 요통, 좌골신경통, 하지마비, 하지허약

⑤ 월경부조, 백대하(白帶下)

4) 鍼法

命門(GV4)에서 腰陽關(GV3)까지 피하지방층을 따라 투자(透刺), 6cm 매선침으로 시술한다. 복와위(腹臥位)에서 시술할 경우 복부에 베개를 받쳐 요부의 굴곡을 완화시킨 후 시술한다.

▶ 參考

① 요통, 좌골신경통에 다용한다. 본 시술부위와 같은 높이의 夾脊(EX-B2), 방광경 1선에 피하 지방층을 따라 추가 시술하며, L2-L3, L3-L4, L4-L5, L5-S1 높이의 좌우 夾脊(EX-B2)에 직자(直刺)하여 시술한다.

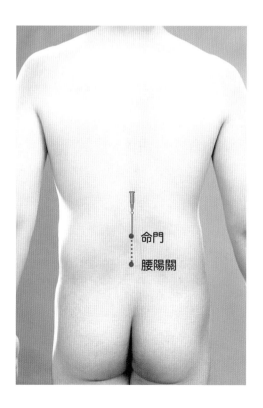

8. 腰陽關 透 腰俞

(GV3 ⇒ GV2)

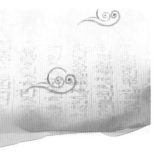

1) 取穴

腰俞(GV2), 腰陽關(GV3), 腰俞와 腰陽關 사이의 요천추 가시돌기 사이, 모두 7혈

(1) 腰陽關(GV3) : 허리부위, 뒤정중선(posterior median line) 위, 넷째 허리뼈 가시돌기(spinous process of the 4th lumbar vertebra) 아래쪽 오목한 곳

(2) 腰俞(GV2) : 엉치부위, 뒤정중선(posterior median line) 위, 엉치뼈틈새(sacral hiatus)

2) 解剖

(1) 腰陽關(GV3)

① 근육: 등허리근막(胸腰筋膜, thoracolumbar fascia), 뭇갈래근(多裂筋, multifidi m.), 가시끝인대(棘上靭帶, supraspinal lig.), 가시사이인대(棘間靭帶, interspinal lig.)

② 신경: 허리신경 뒤가지의 안쪽가지(腰神經의 後枝의 內側枝, medial br. of posterior brs. of lumbar n.)

③ 혈관: 허리동맥의 등쪽가지(腰動脈의 背側枝, dorsal br. of lumbal a.), 뒤바깥척주정맥얼기(後外椎骨靜脈叢, posterior external vertebral venous plexus)

(2) 腰俞(GV2)

① 근육: 등허리근막(胸腰筋膜, thoracolumbar fascia), 뭇갈래근(多裂筋, multifidi m.)

② 신경: 엉치신경(薦骨神經, sacral n.), 꼬리신경(尾骨神經, coccygeal n.)

③ 혈관: 가쪽엉치동·정맥(外側薦骨動·靜脈, lateral sacral a. & v.)

3) 主治

① 요통, 요신경통(腰神經痛), 배척주통(背脊柱痛), 하지마비

② 항문통, 항문소양, 치질

③ 월경부조

4) 鍼法

腰陽關(GV3)에서 腰兪(GV2)까지 피하지방층을 따라 투자(透刺), 12cm 매선침으로 시술한다. 혹은 腰陽關(GV3)에서 腰兪(GV2)까지 각 가시돌기 사이에 3cm 매선침으로 직자(直刺)할 수도 있다.

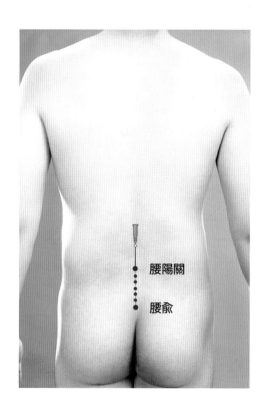

9. 夾脊 透 夾脊

(EX-B2 ⇒ EX-B2)

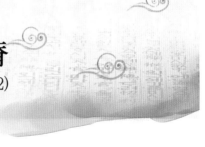

1) 取穴

등의 척주부위(vertebral region of back), 첫째등뼈부터 다섯째허리뼈까지의 가시돌기 아래에서 가쪽 0.5寸에 위치한 17개의 穴, 양쪽 합하여 34개의 穴

2) 主治

① 중풍 마비

② 일체 만성병(위치에 따라 상부에서 내려가며 각각 호흡기, 순환기, 소화기, 비뇨생식기 등의 만성 질환에 적용)

③ 배척주통(背脊柱痛), 요통, 척추측만증

3) 鍼法

첫째등뼈부터 다섯째허리뼈까지 가시돌기 아래모서리 가쪽 5分의 夾脊(EX-B2)에 직자(直刺)하거나, 양쪽의 穴을 좌우로 투자(透刺), 4cm 매선침으로 시술한다. 또는 상하로 시술할 수도 있다.

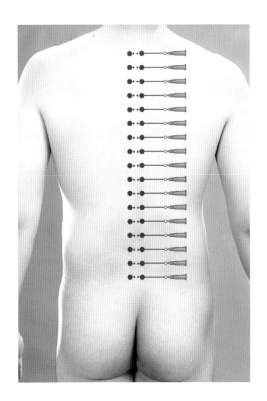

10. 兩邊

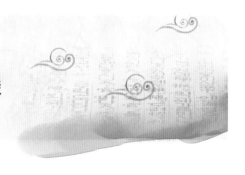

1) 取穴

척주부위(vertebral region), 일곱째 목뼈부터 다섯째 허리뼈까지의 가시돌기 아래에서 가쪽 1寸에 위치한 18개의 穴

2) 主治

① 각종 마비성 질환, 중풍 후유증, 소아마비 후유증

② 사지의 통증, 흉통 및 요통, 경항부 강직

③ 척추측만증

④ 상부에서 내려가며 각각 호흡기, 순환기, 소화기, 비뇨생식기 등의 만성 질환에 적용

3) 鍼法

임상 증상에 해당되는 배부 수혈을 참고하여 연관되는 부위를 선택하고, 그 상하의 경혈을 투자(透刺), 6cm 매선침으로 시술한다.

▶ 參考

① 척추측만증에 활용할 경우 흉추와 요추부위에서 시술 부위를 선정한다. 선정된 부위와 같은 높이의 夾脊(EX-B2) 방광경 1선을 함께 시술하며, 척추측만증에 의해 튀어 나온 쪽은 척추주위근(副脊椎筋, paraspinal muscles) 위에 시술하고, 들어간 쪽은 피하지방층에 시술한다.

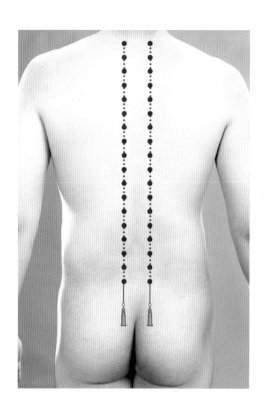

11. 肺俞 透 氣海俞
(BL13 ⇒ BL24)

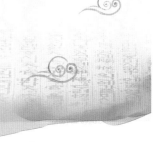

1) 取穴

(1) 肺俞(BL13) : 위쪽 등부위, 셋째 등뼈 가시돌기(spinous process of the 3rd thoracic vertebra) 아래모서리와 같은 높이, 뒤정중선(posterior median line)에서 가쪽으로 1.5寸

(2) 厥陰俞(BL14) : 위쪽 등부위, 넷째 등뼈 가시돌기(spinous process of the 4th thoracic vertebra) 아래모서리와 같은 높이, 뒤정중선(posterior median line)에서 가쪽으로 1.5寸

(3) 心俞(BL15) : 위쪽 등부위, 다섯째 등뼈 가시돌기(spinous process of the 5th thoracic vertebra) 아래모서리와 같은 높이, 뒤정중선(posterior median line)에서 가쪽으로 1寸

(4) 督俞(BL16) : 위쪽 등부위, 여섯째 등뼈 가시돌기(spinous process of the 6th thoracic vertebra) 아래모서리와 같은 높이, 뒤정중선(posterior median line)에서 가쪽으로 1.5寸

(5) 膈俞(BL17) : 위쪽 등부위, 일곱째 등뼈 가시돌기(spinous process of the 7th thoracic vertebra) 아래모서리와 같은 높이, 뒤정중선(posterior median line)에서 가쪽으로 1.5寸

(6) 肝俞(BL18) : 위쪽 등부위, 아홉째 등뼈 가시돌기(spinous process of the 9th thoracic vertebra) 아래모서리와 같은 높이, 뒤정중선(posterior median line)에서 가쪽으로 1.5寸

(7) 膽俞(BL19) : 위쪽 등부위, 열째 등뼈 가시돌기(spinous process of the 10th thoracic vertebra) 아래모서리와 같은 높이, 뒤정중선(posterior median line)에서 가쪽으로 1.5寸

(8) 脾俞(BL20) : 위쪽 등부위, 열한째 등뼈 가시돌기(spinous process of the 11th thoracic vertebra) 아래모서리와 같은 높이, 뒤정중선(posterior median line)에서 가쪽으로 1.5寸

(9) 胃俞(BL21) : 위쪽 등부위, 열두째 등뼈 가시돌기(spinous process of the 12th thoracic vertebra) 아래모서리와 같은 높이, 뒤정중선(posterior median line)에서 가쪽으로 1.5寸

(10) 三焦俞(BL22) : 허리부위, 첫째 허리뼈 가시돌기(spinous process of the 1st lumbar vertebra) 아래모서리와 같은 높이, 뒤정중선(posterior median line)에서 가쪽으로 1.5寸

(11) 腎俞(BL23) : 허리부위, 둘째 허리뼈 가시돌기(spinous process of the 2nd lumbar vertebra) 아래모서리와 같은 높이, 뒤정중선(posterior median line)에서 가쪽으로 1.5寸

(12) 氣海俞(BL24) : 허리부위, 셋째 허리뼈 가시돌기(spinous process of the 3rd lumbar vertebra) 아래모서리와 같은 높이, 뒤정중선(posterior median line)에서 가쪽으로 1.5寸

2) 解剖

(1) 肺兪(BL13)
① 근육: 등세모근(僧帽筋, trapezius m.), 큰마름근(大稜形筋, rhomboideus major m.), 깊은층에 가장
긴근(最長筋, longissimus m.)

② 신경: 셋째 가슴신경의 뒷가지(第3胸神經의 後枝, posterior br. of the 3rd thoracic n.), 등쪽어깨신경
(背側肩胛神經, dorsal scapular n.), 더부신경의 가쪽가지(副神經의 外枝, external br. of accessory n.)

③ 혈관: 가로목동맥(頸橫動脈, transverse cervical a.), 셋째 뒤갈비사이동ㆍ정맥(第3後肋間動ㆍ靜脈,
the 3rd posterior intercostal a. & v.)

(2) 厥陰兪(BL14)
① 근육: 등세모근(僧帽筋, trapezius m.), 큰마름근(大稜形筋, rhomboideus major m.), 깊은층에 가장
긴근(最長筋, longissimus m.)

② 신경: 넷째 가슴신경의 뒷가지(第4胸神經의 後枝, posterior br. of the 4th thoracic n.), 등쪽어깨신경
(背側肩胛神經, dorsal scapular n.), 더부신경의 가쪽가지(副神經의 外枝, external br. of accessory n.)

③ 혈관: 가로목동맥(頸橫動脈, transverse cervical a.), 넷째 뒤갈비사이동ㆍ정맥(第4後肋間動ㆍ靜脈,
the 4th posterior intercostal a. & v.)

(3) 心兪(BL15)
① 근육: 등세모근(僧帽筋, trapezius m.), 큰마름근(大稜形筋, rhomboideus major m.), 깊은층에 가장
긴근(最長筋, longissimus m.)

② 신경: 다섯째 가슴신경의 뒷가지(第5胸神經의 後枝, posterior br. of the 5th thoracic n.), 등쪽어깨신경
(背側肩胛神經, dorsal scapular n.), 더부신경의 가쪽가지(副神經의 外枝, external br. of accessory n.)

③ 혈관: 가로목동맥(頸橫動脈, transverse cervical a.), 다섯째 뒤갈비사이동ㆍ정맥(第5後肋間動ㆍ靜脈,
the 5th posterior intercostal a. & v.)

(4) 督兪(BL16)
① 근육: 등세모근(僧帽筋, trapezius m.), 큰마름근(大稜形筋, rhomboideus major m.), 깊은층에 가장
긴근(最長筋, longissimus m.)

② 신경: 여섯째 가슴신경의 뒷가지(第6胸神經의 後枝, posterior br. of the 6th thoracic n.), 등쪽어깨신경
(背側肩胛神經, dorsal scapular n.), 더부신경의 가쪽가지(副神經의 外枝, external br. of accessory n.)

③ 혈관: 가로목동맥(頸橫動脈, transverse cervical a.), 여섯째 뒤갈비사이동ㆍ정맥(第6後肋間動ㆍ靜脈,
the 6th posterior intercostal a. & v.)

(5) 膈兪(BL17)
① 근육: 등세모근(僧帽筋, trapezius m.), 깊은층에 가장긴근(最長筋, longissimus m.)

② 신경: 일곱째 가슴신경의 뒷가지(第7 胸神經의 後枝, posterior br. of 7th thoracic n.), 등쪽어깨신경(背

側肩胛神經, dorsal scapular n.), 더부신경의 가쪽가지(副神經의 外枝, external br. of accessory n.)

③ 혈관: 가로목동맥의 깊은가지(頸橫動脈의 深枝, transverse cervical a.), 일곱째 뒤갈비사이동·정맥(第7 後肋間動·靜脈, 7th posterior intercostal a. & v.)

(6) 肝兪(BL18)

① 근육: 등세모근(僧帽筋, trapezius m.), 등허리근막(胸腰筋膜, thoracolumbar fascia), 넓은등근(廣背筋, latissimus dorsi m.), 엉덩갈비근(腸肋筋, iliocostalis m.), 가장긴근(最長筋, longissimus m.)

② 신경: 아홉째 가슴신경의 뒷가지(第9 胸神經의 後枝, posterior br. of 9th thoracic n.), 등쪽어깨신경(背側肩胛神經, dorsal scapular n.),

③ 혈관: 아홉째 뒤갈비사이동·정맥(第9 後肋間動·靜脈, 9th posterior intercostal a. & v.)

(7) 膽兪(BL19)

① 근육: 등세모근(僧帽筋, trapezius m.), 아래뒤톱니근(下後鋸筋, serratus posterior inferior m.), 넓은등근(廣背筋, latissimus dorsi m.), 엉덩갈비근(腸肋筋, iliocostalis m.), 등허리근막(胸腰筋膜, thoracolumbar fascia), 가장긴근(最長筋, longissimus m.)

② 신경: 열째 가슴신경의 뒷가지(第10 胸神經의 後枝, posterior br. of 10th thoracic n.), 등쪽어깨신경(背側肩胛神經, dorsal scapular n.),

③ 혈관: 열째 뒤갈비사이동·정맥(第10 後肋間動·靜脈, 10th posterior intercostal a. & v.)

(8) 脾兪(BL20)

① 근육: 아래뒤톱니근(下後鋸筋, serratus posterior inferior m.), 넓은등근(廣背筋, latissimus dorsi m.), 등허리근막(胸腰筋膜, thoracolumbar fascia), 가장긴근(最長筋, longissimus m.)

② 신경: 열한째 가슴신경의 뒷가지(第11 胸神經의 後枝, posterior br. of 11th thoracic n.)

③ 혈관: 열한째 뒤갈비사이동·정맥(第11 後肋間動·靜脈, 11th posterior intercostal a. & v.)

(9) 胃兪(BL21)

① 근육: 아래뒤톱니근(下後鋸筋, serratus posterior inferior m.), 등허리근막(胸腰筋膜, thoracolumbar fascia), 가장긴근(最長筋, longissimus m.)

② 신경: 열두째 가슴신경의 뒷가지(第12 胸神經의 後枝, posterior br. of 12th thoracic n.)

③ 혈관: 갈비아래동·정맥의 뒷가지(肋下動·靜脈, posterior brs. of subcostal a. & v.)

(10) 三焦兪(BL22)

① 근육: 아래뒤톱니근(下後鋸筋, serratus posterior inferior m.), 가장긴근(最長筋, longissimus m.), 등허리근막(胸腰筋膜, thoracolumbar fascia)

② 신경: 첫째 허리신경의 뒷가지(第1 腰神經의 後枝, posterior br. of 1st lumbar n.)

③ 혈관: 첫째 허리동·정맥의 뒷가지(第1 腰動·靜脈, posterior brs. of 1st lumbar a. & v.)

(11) 腎兪(BL23)

① 근육: 가장긴근(最長筋, longissimus m.), 등허리근막(胸腰筋膜, thoracolumbar fascia), 엉덩갈비근

(腸肋筋, iliocostalis m.)

② 신경: 둘째 허리신경의 뒷가지(第2 腰神經의 後枝, posterior br. of 2nd lumbar n.)

③ 혈관: 둘째 허리동·정맥의 뒷가지(第2 腰動·靜脈, posterior brs. of 2nd lumbar a. & v.)

(12) 氣海兪(BL24)

① 근육: 등허리근막(胸腰筋膜, thoracolumbar fascia), 가장긴근(最長筋, longissimus m.), 엉덩갈비근
   (腸肋筋, iliocostalis m.)

② 신경: 셋째 허리신경의 뒷가지(第3 腰神經의 後枝, posterior br. of 3rd lumbar n.)

③ 혈관: 셋째 허리동·정맥의 뒷가지(第3 腰動·靜脈, posterior brs. of 3rd lumbar a. & v.)

3) 主治

① 肺兪(BL13), 厥陰兪(BL14): 폐질환, 해수, 천식, 기관지염, 도한(盜汗), 불안, 늑간신경통

② 心兪(BL15), 督兪(BL16), 膈兪(BL17) : 심통, 심번(心煩), 협심증, 부정맥, 심계항진, 건망, 경계(驚悸),
   늑간신경통, 횡격막경련, 늑막염

③ 肝兪(BL18), 膽兪(BL19): 간염, 황달, 두통, 현훈, 구고(口苦), 협통(脇痛), 척배통(脊背痛), 늑간신경
   통, 불면, 신경쇠약, 각종 안과질환, 담낭염

④ 脾兪(BL20), 胃兪(BL21): 소화불량, 위장염, 위염, 위궤양, 위하수, 비위허약, 위통, 복수(腹水), 적취
   (積聚), 설사, 복통, 구토, 장명(腸鳴), 장염, 식욕부진

⑤ 腎兪(BL23), 氣海兪(BL24): 신장염, 유정(遺精), 조루, 뇨혈(尿血), 월경부조, 대하(帶下), 방광염, 산통
   (疝痛), 자궁염, 통경(痛經), 자궁출혈, 치질, 허로, 요통, 변비, 음위(陰痿), 신하수

4) 鍼法

肺兪(BL13)에서 氣海兪(BL24)까지 임상 증상에 따라 시술 부위를 선정한다. 선정된 경혈을 중심으로
상부 3cm에서 하부 3cm까지 피하지방층을 따라 천자(淺刺)하여 투자(透刺), 6cm 매선침으로 시술한다.
대부분 좌우 함께, 같은 방식으로 시술한다.

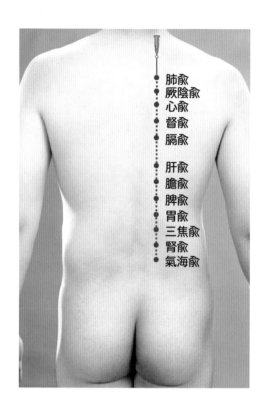

12. 胃俞 透 脾俞
(BL21 ⇒ BL20)

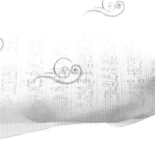

1) 取穴

(1) 胃俞(BL21) : 위쪽 등부위, 열두째 등뼈 가시돌기(spinous process of the 12th thoracic vertebra) 아래 모서리와 같은 높이, 뒤정중선(posterior median line)에서 가쪽으로 1.5寸

(2) 脾俞(BL20) : 위쪽 등부위, 열한째 등뼈 가시돌기(spinous process of the 11th thoracic vertebra) 아래 모서리와 같은 높이, 뒤정중선(posterior median line)에서 가쪽으로 1.5寸

2) 解剖

(1) 胃俞(BL21)

① 근육: 아래뒤톱니근(下後鉅筋, serratus posterior inferior m.), 등허리근막(胸腰筋膜, thoracolumbar fascia), 가장긴근(最長筋, longissimus m.)

② 신경: 열두째 가슴신경의 뒷가지(第12胸神經의 後枝, posterior br. of the 12th thoracic n.)

③ 혈관: 갈비아래동 · 정맥의 뒷가지(肋下動 · 靜脈, posterior br. of subcostal a. & v.)

(2) 脾俞(BL20)

① 근육: 아래뒤톱니근(下後鉅筋, serratus posterior inferior m.), 넓은등근(廣背筋, latissimus dorsi m.), 등허리근막(胸腰筋膜, thoracolumbar fascia), 가장긴근(最長筋, longissimus m.)

② 신경: 열한째 가슴신경의 뒷가지(第11胸神經의 後枝, posterior br. of the 11th thoracic n.)

③ 혈관: 열한째 뒤갈비사이동 · 정맥(第11後肋間動 · 靜脈, the 11th posterior intercostal a. & v.)

3) 主治

① 위염, 위궤양, 십이지장 궤양, 위하수, 구토, 소화불량, 복통, 적취(積聚), 설사, 복창(腹脹), 복수(腹水), 식욕부진

② 만성 출혈성 질환

③ 간종대, 비종대, 췌장염, 간염, 황달, 당뇨

4) 鍼法

胃兪(BL21)에서 脾兪(BL20)까지 足太陽膀胱經의 피하지방층에 투자(透刺), 3cm 매선침으로 시술한다.

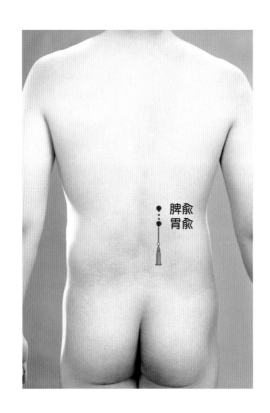

13. 陽綱 透 志室
(BL48 ⇒ BL52)

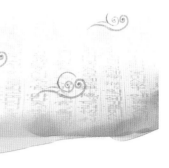

1) 取穴

(1) 陽綱(BL48) : 위쪽 등부위, 열째 등뼈 가시돌기(spinous process of the 10th thoracic vertebra) 아래모서리와 같은 높이, 뒤정중선(posterior median line)에서 가쪽으로 3寸

(2) 意舍(BL49) : 위쪽 등부위, 열한째 등뼈 가시돌기(spinous process of the 11th thoracic vertebra) 아래모서리와 같은 높이, 뒤정중선(posterior median line)에서 가쪽으로 3寸

(3) 胃倉(BL50) : 위쪽 등부위, 열두째 등뼈 가시돌기(spinous process of the 12th thoracic vertebra) 아래모서리와 같은 높이, 뒤정중선(posterior median line)에서 가쪽으로 3寸

(4) 肓門(BL51) : 허리부위, 첫째 허리뼈 가시돌기(spinous process of the 1st lumbar vertebra) 아래모서리와 같은 높이, 뒤정중선(posterior median line)에서 가쪽으로 3寸

(5) 志室(BL52) : 허리부위, 둘째 허리뼈 가시돌기(spinous process of the 2nd lumbar vertebra) 아래모서리와 같은 높이, 뒤정중선(posterior median line)에서 가쪽으로 3寸

2) 解剖

(1) 陽綱(BL48)
  ① 근육: 넓은등근(廣背筋, latissimus dorsi m.), 아래뒤톱니근(下後鋸筋, serratus posterior inferior m.), 엉덩갈비근(腸肋筋, iliocostalis m.)
  ② 신경: 열째 가슴신경의 뒷가지(第10 胸神經의 後枝, posterior br. of 10th thoracic n.)
  ③ 혈관: 열째 뒤갈비사이동·정맥(第10 後肋間動·靜脈, 10th posterior intercostal a. & v.)

(2) 意舍(BL49)
  ① 근육: 넓은등근(廣背筋, latissimus dorsi m.), 아래뒤톱니근(下後鋸筋, serratus posterior inferior m.), 엉덩갈비근(腸肋筋, iliocostalis m.)
  ② 신경: 열한째 가슴신경의 뒷가지(第11 胸神經의 後枝, posterior br. of 11th thoracic n.)
  ③ 혈관: 열한째 뒤갈비사이동·정맥(第11 後肋間動·靜脈, 11th posterior intercostal a. & v.)

(3) 胃倉(BL50)
  ① 근육: 넓은등근(廣背筋, latissimus dorsi m.), 아래뒤톱니근(下後鋸筋, serratus posterior inferior m.), 엉덩갈비근(腸肋筋, iliocostalis m.)

② 신경: 열두째 가슴신경의 뒷가지(第12 胸神經의 後枝, posterior br. of 12th thoracic n.)

③ 혈관: 열두째 뒤갈비사이동·정맥(第12 後肋間動·靜脈, 12th posterior intercostal a. & v.)

(4) 肓門(BL51)

① 근육: 넓은등근(廣背筋, latissimus dorsi m.), 엉덩갈비근(腸肋筋, iliocostalis m.)

② 신경: 첫째 허리신경의 뒷가지(第1 腰神經의 後枝, posterior br. of 1st lumbar n.)

③ 혈관: 첫째 허리동·정맥의 뒷가지(第1 腰動·靜脈, posterior brs. of 1st lumbar a. & v.)

(5) 志室(BL52)

① 근육: 넓은등근(廣背筋, latissimus dorsi m.), 엉덩갈비근(腸肋筋, iliocostalis m.)

② 신경: 둘째 허리신경의 뒷가지(第2 腰神經의 後枝, posterior br. of 2nd lumbar n.)

③ 혈관: 둘째 허리동·정맥의 뒷가지(第2 腰動·靜脈, posterior brs. of 2nd lumbar a. & v.)

3) 主治

① 간염, 담낭염, 황달, 장명(腸鳴), 위염, 위경련, 위무력, 위완통, 장염, 설사, 음식불하(飮食不下), 구토, 복통, 소화불량, 복수(腹水), 변비

② 늑간신경통, 배통(背痛), 요통, 척주마비

③ 신하수, 전립선염, 유정(遺精), 소변불리, 성욕감퇴

4) 鍼法

열째 등뼈 가시돌기 아래 가쪽 3寸의 陽綱(BL48)에서 둘째 허리뼈 가시돌기 아래 가쪽 3寸의 志室(BL52)까지 피하지방층을 따라 넓은등근(廣背筋, latissimus dorsi m.) 위에 천자(淺刺)하여 투자(透刺), 9cm 매선침으로 시술한다.

▶ 參考

① 침첨(鍼尖)이 심부로 향하지 않도록 주의한다.

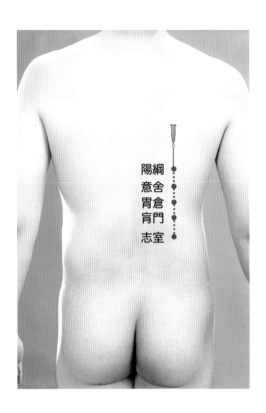

14. 定喘 透 定喘

(EX-B1 ⇒ EX-B1)

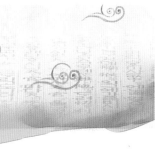

1) 取穴

(1) 定喘(EX-B1) : 일곱째 목뼈 가시돌기 아래에서 가쪽으로 0.5寸

(2) 大椎(GV14) : 목 뒤부위, 뒤정중선(posterior median line) 위, 일곱째 목뼈 가시돌기(spinous process of the 7th cervical vertebra) 아래쪽 오목한 곳

2) 解剖

(1) 定喘(EX-B1)

① 근육: 얕은층에 등세모근(僧帽筋, trapezius m.), 깊은층에 어깨올림근(肩胛擧筋, levator scapular m.), 목엉덩갈비근(頸腸肋筋, iliocostalis cervicis m.)

② 신경: 첫째 가슴신경의 뒷가지(第1胸神經, posterior br. of the 1st thoracic n.), 깊은층에 등쪽어깨신경(肩胛背神經, dorsal scapular n.)

③ 혈관: 가로목동 · 정맥(頸橫動 · 靜脈, transverse cervical a. & v.)

(2) 大椎(GV14)

① 근육: 뭇갈래근(多裂筋, multifidi m.), 가시끝인대(棘上靭帶, supraspinal lig.), 가시사이인대(棘間靭帶, interspinal lig.)

② 신경: 여덟째 목신경 뒤가지의 안쪽가지(第8頸神經의 後枝의 內側枝, medial br. of posterior brs. of the 8th cervical n.)

③ 혈관: 뒤바깥척주정맥얼기(後外椎骨靜脈叢, posterior external vertebral venous plexus)

3) 主治

① 상기도 감염, 기관지염, 감기, 해수, 효천(哮喘), 천식, 고열

② 항강(項强), 견배통(肩背痛), 척배강통(脊背强痛), 두통

③ 전간(癲癎), 정신질환, 신경쇠약

4) 鍼法

定喘(EX-B1)에서 大椎(GV14)를 통과하여 반대측 定喘(EX-B1)까지 피하지방층에 투자(透刺), 4cm 매선침으로 시술한다.

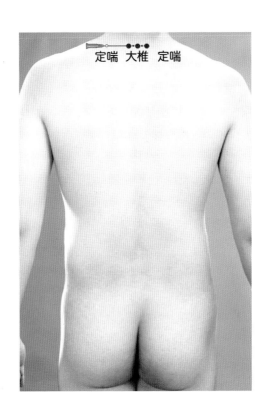

15. 膏肓 透 肩中兪

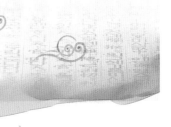

(BL43 ⇒ SI15)

1) 取穴

(1) 膏肓(BL43) : 위쪽 등부위, 넷째 등뼈 가시돌기(spinous process of the 4th thoracic vertebra) 아래모서리와 같은 높이, 뒤정중선(posterior median line)에서 가쪽으로 3寸

(2) 肩中兪(SI15) : 위쪽 등부위, 일곱째 목뼈 가시돌기(spinous process of the 7th cervical vertebra) 아래모서리와 같은 높이, 뒤정중선(posterior median line)에서 가쪽으로 2寸

2) 解剖

(1) 膏肓(BL43)

① 근육: 등세모근(僧帽筋, trapezius m.), 큰마름근(大稜形筋, rhomboideus major m.), 엉덩갈비근(腸肋筋, iliocostalis m.)

② 신경: 넷째 가슴신경의 뒷가지(第4胸神經의 後枝, posterior br. of the 4th thoracic n.), 등쪽어깨신경(背側肩胛神經, dorsal scapular n.)

③ 혈관: 가로목동맥(頸橫動脈, transverse cervical a.), 넷째 뒤갈비사이동 · 정맥(第4後肋間動 · 靜脈, the 4th posterior intercostal a. & v.), 어깨위동 · 정맥(肩胛上動 · 靜脈, suprascapular a. & v.)

(2) 肩中兪(SI15)

① 근육: 얕은층에 등세모근(僧帽筋, trapezius m.), 깊은층에 어깨올림근(肩胛擧筋, levator scapular m.), 목엉덩갈비근(頸腸肋筋, iliocostalis cervicis m.)

② 신경: 첫째 가슴신경의 뒷가지(胸神經, posterior br. of the 1st thoracic n.), 깊은층에 등쪽어깨신경(肩胛背神經, dorsal scapular n.)

③ 혈관: 가로목동 · 정맥(頸橫動 · 靜脈, transverse cervical a. & v.)

3) 主治

① 견갑통, 견배통(肩背痛), 경항통(頸項痛), 사경(斜頸)

② 천식, 폐결핵, 폐렴, 기관지염, 흉막염, 해수

③ 불안, 신경쇠약, 건망

④ 사지권태(四肢倦怠), 현훈

4) 鍼法

膏肓(BL43)에서 肩中兪(SI15)까지 등세모근(僧帽筋, trapezius m.) 위의 피하지방층에 투자(透刺), 9cm 매선침으로 시술한다.

▶ 參考

① 항강(項强), 경항통(頸項痛), 낙침(落枕) 등에 시술할 경우 腦縱線要穴에 투자(透刺), 風池透風池(GB20
⇒ GB20) 투자(透刺), 경추 부위 夾脊(EX-B2)에 직자(直刺) 및 C5-T3 높이의 夾脊(EX-B2)에 투자(透刺)
하는 방법을 병행 시술한다.

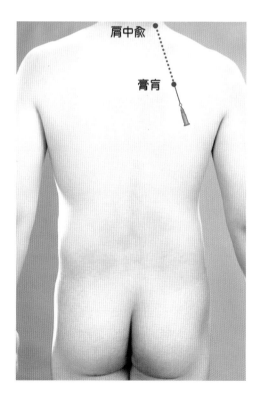

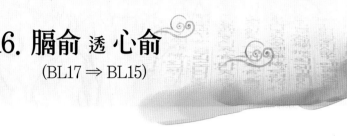

16. 膈俞 透 心俞
(BL17 ⇒ BL15)

1) 取穴

(1) 膈俞(BL17) : 위쪽 등부위, 일곱째 등뼈 가시돌기(spinous process of the 7th thoracic vertebra) 아래모서리와 같은 높이, 뒤정중선(posterior median line)에서 가쪽으로 1寸

(2) 靈臺(GV10) : 위쪽 등부위, 뒤정중선(posterior median line) 위, 여섯째 등뼈 가시돌기(spinous process of the 6th thoracic vertebra) 아래쪽 오목한 곳

(3) 心俞(BL15) : 위쪽 등부위, 다섯째 등뼈 가시돌기(spinous process of the 5th thoracic vertebra) 아래모서리와 같은 높이, 뒤정중선(posterior median line)에서 가쪽으로 1寸

2) 解剖

(1) 膈俞(BL17)
  ① 근육: 등세모근(僧帽筋, trapezius m.), 깊은층에 가장긴근(最長筋, longissimus m.)
  ② 신경: 일곱째 가슴신경의 뒷가지(第7胸神經의 後枝, posterior br. of the 7th thoracic n.), 등쪽어깨신경(背側肩胛神經, dorsal scapular n.), 더부신경의 가쪽가지(副神經의 外枝, external br. of accessory n.)
  ③ 혈관: 가로목동맥(頸橫動脈, transverse cervical a.), 일곱째 뒤갈비사이동 · 정맥(第7後肋間動 · 靜脈, the 7th posterior intercostal a. & v.)

(2) 靈臺(GV10)
  ① 근육: 등허리근막(胸腰筋膜, thoracolumbar fascia), 뭇갈래근(多裂筋, multifidi m.), 가시끝인대(棘上靭帶, supraspinal lig.), 가시사이인대(棘間靭帶, interspinal lig.)
  ② 신경: 여섯째 가슴신경 뒤가지의 안쪽가지(第6胸神經의 後枝의 內側枝, medial br. of posterior brs. of the 6th thoracic n.)
  ③ 혈관: 여섯째 뒤갈비사이정맥의 등쪽가지(第6肋間靜脈의 背側枝, dorsal br. of the 6th posterior intercostal v.), 뒤바깥척주정맥얼기(後外椎骨靜脈叢, posterior external vertebral venous plexus)

(3) 心俞(BL15)
  ① 근육: 등세모근(僧帽筋, trapezius m.), 큰마름근(大稜形筋, rhomboideus major m.), 깊은층에 가장긴근(最長筋, longissimus m.)
  ② 신경: 다섯째 가슴신경의 뒷가지(第5胸神經의 後枝, posterior br. of the 5th thoracic n.), 등쪽어깨신경

(背側肩胛神經, dorsal scapular n.), 더부신경의 가쪽가지(副神經의 外枝, external br. of accessory n.)

③ 혈관: 가로목동맥(頸橫動脈, transverse cervical a.), 다섯째 뒤갈비사이동·정맥(第5後肋間動·靜脈, the 5th posterior intercostal a. & v.)

3) 主治

① 심통, 심번(心煩), 협심증, 부정맥, 심계항진

② 건망, 경계(驚悸), 신경쇠약, 정신분열증, 전간(癲癇), 불안, 불면

③ 위통, 위염, 음식불하(飮食不下), 식도협착, 횡격막경련, 식도마비, 구토

④ 폐결핵, 기관지염, 천식, 해수

⑤ 늑간신경통, 흉통, 협통(脇痛), 항강(項强), 배통(背痛)

4) 鍼法

膈兪(BL17)에서 靈臺(GV10)를 통과하여 반대측 心兪(BL15)까지 피하지방층을 따라 X자 모양으로 투자(透刺), 6cm 매선침으로 시술한다.

▶ 參考

① 배통(背痛), 흉통에 다용한다.

207

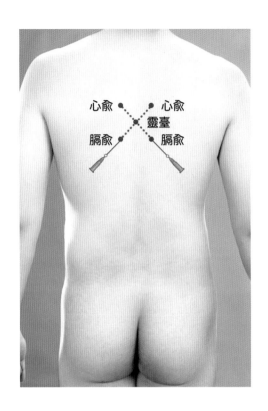

17. 腎兪 透 腎兪

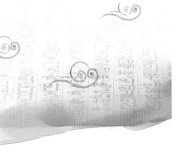

(BL23 ⇒ BL23)

1) 取穴

(1) **腎兪(BL23)** : 허리부위, 둘째 허리뼈 가시돌기(spinous process of the 2nd lumbar vertebra) 아래모서리와 같은 높이, 뒤정중선(posterior median line)에서 가쪽으로 1.5寸

(2) **命門(GV4)** : 허리부위, 뒤정중선(posterior median line) 위, 둘째 허리뼈 가시돌기(spinous process of the 2nd lumbar vertebra) 아래쪽 오목한 곳

2) 解剖

(1) **腎兪(BL23)**

　① 근육: 가장긴근(最長筋, longissimus m.), 등허리근막(胸腰筋膜, thoracolumbar fascia), 엉덩갈비근(腸肋筋, iliocostalis m.)

　② 신경: 둘째 허리신경의 뒷가지(第2腰神經의 後枝, posterior br. of the 2nd lumbar n.)

　③ 혈관: 둘째 허리동·정맥의 뒷가지(第2腰動·靜脈, posterior br. of the 2nd lumbar a. & v.)

(2) **命門(GV4)**

　① 근육: 등허리근막(胸腰筋膜, thoracolumbar fascia), 뭇갈래근(多裂筋, multifidi m.), 가시끝인대(棘上靭帶, supraspinal lig.), 가시사이인대(棘間靭帶, interspinal lig.)

　② 신경: 허리신경 뒤가지의 안쪽가지(腰神經의 後枝의 內側枝, medial br. of posterior brs. of lumbar n.)

　③ 혈관: 허리동맥의 등쪽가지(腰動脈의 背側枝, dorsal br. of lumbal a.), 뒤바깥척주정맥얼기(後外椎骨靜脈叢, posterior external vertebral venous plexus)

3) 主治

　① 요통, 요부 염좌, 척수염

　② 비뇨생식기질환, 자궁내막염, 대하(帶下), 양위(陽痿), 유정(遺精), 유뇨, 뇨실금, 신장염, 월경부조, 방광경련, 빈뇨(頻尿)

　③ 이롱(耳聾), 이명

4) 鍼法

腎兪(BL23)에서 命門(GV4)을 통과하여 반대측 腎兪(BL23)까지 피하지방층에 투자(透刺), 6cm 매선침으로 시술한다.

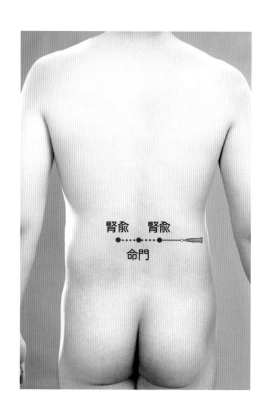

라. 上肢

1. 臂叢₂ 透 臂叢₃

(Bichong₂; extra point ⇒ Bichong₃; extra point)

1) 取穴

(1) 臂叢₁(Bichong₁; extra point) : 겨드랑, 겨드랑동맥(axillary artery)과 앞 겨드랑주름(anterior axillary fold)과의 교차점

(2) 臂叢₂(Bichong₂; extra point) : 겨드랑, 비총(臂叢)1에서 가쪽으로 0.5寸 떨어진 곳

(3) 臂叢₃(Bichong₃; extra point) : 겨드랑, 비총(臂叢)1에서 안쪽으로 0.5寸 떨어진 곳

2) 解剖

(1) 臂叢₁(Bichong₁; extra point)

① 근육: 어깨밑근(肩胛下筋, subscapularis m.), 큰가슴근(大胸筋, pectoralis major m.), 넓은등근(廣背筋, latissimus dorsi m.), 깊은층에 부리위팔근(烏喙腕筋, coracobrachialis m.)

② 신경: 겨드랑신경(腋窩神經, axillary n.), 안쪽위팔피부신경(內側上腕皮神經, medial brachial cutaneous n.), 갈비사이위팔신경(肋間上腕神經, intercostobrachial n.), 자신경(尺骨神經, ulna n.), 안쪽아래팔피부신경(內側前腕皮神經, medial antebrachial cutaneous n.)

③ 혈관: 겨드랑동·정맥(腋窩動·靜脈, axillary a. & v.)

(2) 臂叢₂(Bichong₂; extra point)

① 근육: 어깨밑근(肩胛下筋, subscapularis m.), 큰가슴근(大胸筋, pectoralis major m.), 넓은등근(廣背筋, latissimus dorsi m.), 깊은층에 부리위팔근(烏喙腕筋, coracobrachialis m.)

② 신경: 겨드랑신경(腋窩神經, axillary n.), 안쪽위팔피부신경(內側上腕皮神經, medial brachial cutaneous n.), 갈비사이위팔신경(肋間上腕神經, intercostobrachial n.), 자신경(尺骨神經, ulna n.), 안쪽아래팔피부신경(內側前腕皮神經, medial antebrachial cutaneous n.)

③ 혈관: 겨드랑동·정맥(腋窩動·靜脈, axillary a. & v.)

(3) 臂叢₃(Bichong₃; extra point)

① 근육: 어깨밑근(肩胛下筋, subscapularis m.), 큰가슴근(大胸筋, pectoralis major m.), 넓은등근(廣背筋, latissimus dorsi m.), 깊은층에 부리위팔근(烏喙腕筋, coracobrachialis m.)

② 신경: 겨드랑신경(腋窩神經, axillary n.), 안쪽위팔피부신경(內側上腕皮神經, medial brachial cutaneous n.), 갈비사이위팔신경(肋間上腕神經, intercostobrachial n.), 자신경(尺骨神經, ulna n.), 안쪽

아래팔피부신경(內側前腕皮神經, medial antebrachial cutaneous n.)

③ 혈관: 겨드랑동 · 정맥(腋窩動 · 靜脈, axillary a. & v.)

3) 主治

① 견관절 주위염, 손목관절통, 수지마목(手指麻木) 및 통증, 상지의 통증

4) 鍼法

臂叢3에서 臂叢1을 거쳐 臂叢2까지 투자(透刺), 4cm 매선침으로 시술한다. 앙와위(仰臥位)에서 팔을 들고 시술한다.

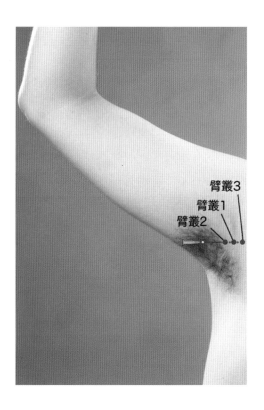

2. 肩髃透 大泉

(LI15 ⇒ Daecheon; extra point)

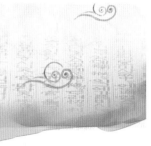

1) 取穴

(1) 肩髃(LI15) : 팔이음뼈(shoulder girdle), 어깨뼈봉우리(acromion) 가쪽모서리의 앞쪽 끝과 위팔뼈 큰결절(greater tubercle of the humerus) 사이의 오목한 곳

(2) 大泉(Daecheon; extra point) : 앞겨드랑주름(anterior axillary fold)의 끝

2) 解剖

(1) 肩髃(LI15)

① 근육: 어깨세모근(三角筋, deltoid m.), 가시위근(supraspinatus m.)

② 신경: 빗장위신경(鎖骨上神經, supraclavicular n.)

③ 혈관: 겨드랑동맥의 어깨세모근가지(腋窩動脈의 三角筋枝, deltoid br. of axillary a.), 겨드랑정맥(腋窩靜脈, axillary v.)

(2) 大泉(Daecheon; extra point)

① 근육: 큰가슴근(大胸筋, pectoralis major m.), 부리위팔근(烏喙腕筋, coracobrachialis m.)

② 신경: 갈비사이위팔신경(肋間上腕神經, intercostobrachial n.), 안쪽위팔피부신경(內側上腕皮神經, medial brachial cutaneous n.), 자신경(尺骨神經, ulna n.), 안쪽아래팔피부신경(內側前腕皮神經, medial antebrachial cutaneous n.)

③ 혈관: 노쪽피부정맥(橈側皮靜脈, cephalic v.), 앞위팔휘돌이동·정맥(上腕回旋動靜脈, anterior circumflex humeral a.), 위팔동맥(上腕動脈, brachial a.), 자쪽피부정맥(尺側皮靜脈, basilic v.)

3) 主治

① 견갑신경통, 견배통(肩背痛), 동결견(凍結肩), 견관절 주위염, 수비련통(手臂攣痛), 근골산통(筋骨汕痛), 비내렴통(臂內廉痛)

② 심계, 심통, 흉협지만(胸脇支滿), 흉협통(胸脇痛), 흉통

③ 피부병, 은진(癮疹)

④ 고혈압, 중풍편마비

4) 鍼法

肩髃(LI15)에서 大泉까지 어깨세모근(三角筋, deltoid m.) 부위에 투자(透刺), 6cm 매선침으로 시술한다. 大泉에서 肩髃(LI15) 방향으로 투자(透刺)도 가능하다.

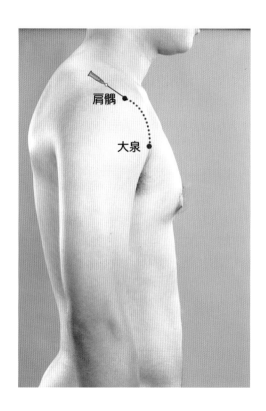

3. 肩髃透肩貞

(LI15 ⇒ SI9)

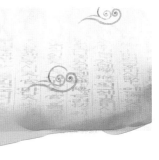

1) 取穴

(1) 肩髃(LI15) : 팔이음뼈(shoulder girdle), 어깨뼈봉우리(acromion) 가쪽모서리의 앞쪽 끝과 위팔뼈 큰결절(greater tubercle of the humerus) 사이의 오목한 곳

(2) 肩貞(SI9) : 팔이음뼈(shoulder girdle), 어깨관절(shoulder joint) 아래뒤쪽, 겨드랑주름(axillary fold) 뒤쪽끝에서 위쪽으로 1寸

2) 解剖

(1) 肩髃(LI15)

① 근육: 어깨세모근(三角筋, deltoid m.), 가시위근(supraspinatus m.)

② 신경: 빗장위신경(鎖骨上神經, supraclavicular n.)

③ 혈관: 겨드랑동맥의 어깨세모근가지(腋窩動脈의 三角筋枝, deltoid br. of axillary a.), 겨드랑정맥(腋窩靜脈, axillary v.)

(2) 肩貞(SI9)

① 근육: 위팔세갈래근(上腕三頭筋, triceps brachii m.), 어깨세모근(三角筋, deltoid m.), 큰원근(大圓筋, teres major m.)

② 신경: 겨드랑신경(腋窩神經, axillary n.), 가슴등신경(胸背神經, thoracodorsal n.), 깊은 곳의 위쪽에는 노신경(橈骨神經, radial n.)

③ 혈관: 겨드랑동·정맥(腋窩動·靜脈, axillary a. & v.), 위팔동맥(上腕動脈, brachial a.), 어깨휘돌이동·정맥(肩胛回旋動·靜脈, circumflex scapular a. & v.)

3) 主治

① 견갑통, 견배통(肩背痛), 동결견(凍結肩), 견관절 주위염, 수비련통(手臂攣痛), 근골산통(筋骨汕痛), 경항통(頸項痛), 상지마비, 수족불거(手足不擧)

② 피부병, 은진(癮疹)

③ 고혈압, 중풍편마비

4) 鍼法

肩髃(LI15)에서 肩貞(SI9)까지 어깨세모근(三角筋, deltoid m.) 부위에 투자(透刺), 9cm 매선침으로 시술한다. 肩貞(SI9)에서 肩髃(LI15) 방향으로 곡선구간을 따라 시술도 가능하다.

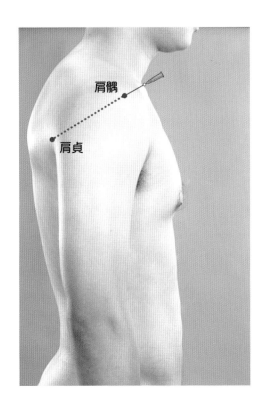

4. 肩髃透極泉
(LI15 ⇒ HT1)

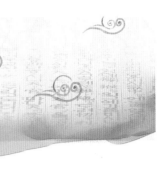

1) 取穴

(1) 肩髃(LI15) : 팔이음뼈(shoulder girdle), 어깨뼈봉우리(acromion) 가쪽모서리의 앞쪽 끝과 위팔뼈 큰결절(greater tubercle of the humerus) 사이의 오목한 곳

(2) 極泉(HT1) : 겨드랑, 겨드랑 중심(centre of the axillary fossa), 겨드랑동맥(axillary artery)이 뛰는 곳

2) 解剖

(1) 肩髃(LI15)

　① 근육: 어깨세모근(三角筋, deltoid m.), 가시위근(supraspinatus m.)

　② 신경: 빗장위신경(鎖骨上神經, supraclavicular n.)

　③ 혈관: 겨드랑동맥의 어깨세모근가지(腋窩動脈의 三角筋枝, deltoid br. of axillary a.), 겨드랑정맥(腋窩靜脈, axillary v.)

(2) 極泉(HT1)

　① 근육: 어깨밑근(肩胛下筋, subscapularis m.), 큰가슴근(大胸筋, pectoralis major m.), 넓은등근(廣背筋, latissimus dorsi m.), 깊은층에 부리위팔근(烏喙腕筋, coracobrachialis m.)

　② 신경: 겨드랑신경(腋窩神經, axillary n.), 안쪽위팔피부신경(內側上腕皮神經, medial brachial cutaneous n.), 갈비사이위팔신경(肋間上腕神經, intercostobrachial n.), 자신경(尺骨神經, ulna n.), 안쪽아래팔피부신경(內側前腕皮神經, medial antebrachial cutaneous n.)

　③ 혈관: 겨드랑동·정맥(腋窩動·靜脈, axillary a. & v.)

3) 主治

　① 견갑신경통, 견배통(肩背痛), 동결견(凍結肩), 견관절 주위염, 수비련통(手臂攣痛), 근골산통(筋骨汕痛), 액하만통(腋下滿痛), 흉협동통, 상지마비, 사지불거(四肢不擧)

　② 피부병, 은진(癮疹)

　③ 심통, 고혈압, 중풍편마비

4) 鍼法

肩髃(LI15)에서 어깨세모근(三角筋, deltoid m.) 뒤모서리를 따라 腋窩 중심의 極泉(HT1)까지 투자(透刺), 12cm 매선침으로 시술한다.

▶ 參考

① 견배통(肩背痛), 동결견(凍結肩), 견관절 주위염 등 견관절의 통증, 운동제한에 활용한다.

② 시술시 침첨(鍼尖)이 위팔뼈머리(上腕骨頭, head of humerus)를 지나면서 極泉(HT1) 부위로 향할 수 있도록 압력을 가하여 진행 방향을 유도한다.

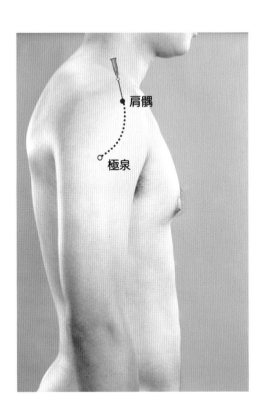

5. 肩髃 透 臂臑
(LI15 ⇒ LI14)

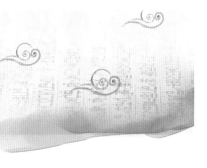

1) 取穴

(1) **肩髃**(LI15) : 팔이음뼈(shoulder girdle), 어깨뼈봉우리(acromion) 가쪽모서리의 앞쪽 끝과 위팔뼈 큰결절(greater tubercle of the humerus) 사이의 오목한 곳

(2) **臂臑**(LI14) : 위팔 가쪽면, 어깨세모근(deltoid muscle)의 앞모서리 바로 앞쪽, 曲池(LI11)에서 위쪽으로 7寸

2) 解剖

(1) **肩髃**(LI15)

① 근육: 어깨세모근(三角筋, deltoid m.), 가시위근(supraspinatus m.)

② 신경: 빗장위신경(鎖骨上神經, supraclavicular n.)

③ 혈관: 겨드랑동맥의 어깨세모근가지(腋窩動脈의 三角筋枝, deltoid br. of axillary a.), 겨드랑정맥(腋窩靜脈, axillary v.)

(2) **臂臑**(LI14)

① 근육: 어깨세모근(三角筋, deltoid m.), 위팔두갈래근의 긴갈래(Biceps brachii m. long head)

② 신경: 뒤위팔피부신경(後上腕皮神經, posterior cutaneous n. of arm), 아래가쪽위팔피부신경(下外側上腕皮神經, inferior lateral brachial cutaneous n.)

③ 혈관: 노쪽피부정맥(橈側皮靜脈, cephalic v.), 뒤위팔휘돌이동맥(後上腕回旋動脈, posterior circumflex humeral a.), 앞위팔휘돌이동맥(上腕回旋動脈, anterior circumflex humeral a.)

3) 主治

① 견갑신경통, 견배통(肩背痛), 동결견(凍結肩), 견관절 주위염, 수비련통(手臂攣痛), 근골산통(筋骨汕痛), 경항구급(頸項拘急), 사경(斜頸), 견무력(肩無力), 비통(臂痛), 상완신경통(上腕神經痛)

② 피부병, 은진(癮疹)

③ 고혈압, 중풍편마비

4) 鍼法

肩髃(LI15)에서 어깨세모근(三角筋, deltoid m.) 앞모서리를 따라 내려가 어깨세모근(三角筋, deltoid m.) 하단의 臂臑(LI14)까지 투자(透刺), 9cm 매선침으로 시술한다.

▶ 參考

① 견부 통증에 肩髃透大泉(LI15 ⇒ Daecheon), 肩髃透肩貞(LI15 ⇒ SI9)과 함께 시술한다.

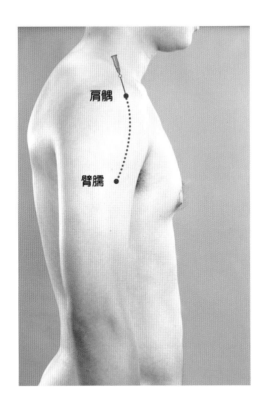

6. 肩髃透 曲池
(LI15 ⇒ LI11)

1) 取穴

(1) 肩髃(LI15) : 팔이음뼈(shoulder girdle), 어깨뼈봉우리(acromion) 가쪽모서리의 앞쪽 끝과 위팔뼈 큰결절(greater tubercle of the humerus) 사이의 오목한 곳

(2) 曲池(LI11) : 팔꿈치 가쪽면, 尺澤(LU5)과 위팔뼈 가쪽위관절융기(lateral epicondyle of the humerus)를 연결하는 선의 중점

2) 解剖

(1) 肩髃(LI15)

　① 근육: 어깨세모근(三角筋, deltoid m.), 가시위근(supraspinatus m.)

　② 신경: 빗장위신경(鎖骨上神經, supraclavicular n.)

　③ 혈관: 겨드랑동맥의 어깨세모근가지(腋窩動脈의 三角筋枝, deltoid br. of axillary a.), 겨드랑정맥(腋窩靜脈, axillary v.)

(2) 曲池(LI11)

　① 근육: 위팔노근(上腕橈骨筋, brachioradialis m.)

　② 신경: 노신경(橈骨神經, radial n.), 가쪽아래팔피부신경(外側前腕皮神經, lateral antebrachial cutaneous n.)

　③ 혈관: 노쪽되돌이동맥(橈側反回動脈, radial recurrent a.), 노쪽피부정맥(橈側皮靜脈, cephalic v.)

3) 主治

　① 견갑신경통, 견배통(肩背痛), 동결견(凍結肩), 견관절 주위염, 수비련통(手臂攣痛), 근골산통(筋骨汕痛), 주관절통, 완관절통(腕關節痛)

　② 안면신경마비, 치통

　③ 피부병, 습진(濕疹), 단독(丹毒), 은진(癮疹)

　④ 두통, 고혈압, 중풍편마비

　⑤ 해수, 천식, 효천(哮喘), 흉만(胸滿)

4) 鍼法

어깨세모근(三角筋, deltoid m.) 상부의 肩髃(LI15)에서 주관절(肘關節)의 曲池(LI11)까지 투자(透刺), 12cm 매선침으로 2회 연이어 시술한다.

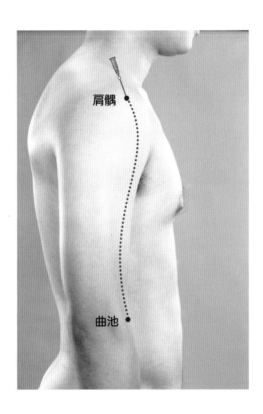

7. 肩髎 透 臑會
(TE14 ⇒ TE13)

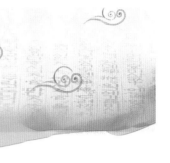

1) 取穴

(1) **肩髎**(TE14) : 어깨이음구조(shoulder girdle), 봉우리각(acromial angle)과 위팔뼈 큰결절(greater tubercle of the humerus) 사이의 오목한 곳

(2) **臑會**(TE13) : 위팔 뒤쪽면, 어깨세모근(deltoid muscle)의 뒤모서리 아래뒤쪽, 봉우리각(acromial angle)에서 아래쪽으로 3寸

2) 解剖

(1) **肩髎**(TE14)

① 근육: 어깨세모근(三角筋, deltoid m.), 작은원근(小圓筋, teres minor m.)

② 신경: 겨드랑신경(腋窩神經, axillary n.), 어깨위신경(肩胛上神經, suprascapular n.)

③ 혈관: 뒤위팔휘돌이동·정맥(後上腕回旋動·靜脈, posterior circumflex humeral a. & v.)

(2) **臑會**(TE13)

① 근육: 어깨세모근(三角筋, deltoid m.), 위팔세갈래근(上腕三頭筋, triceps brachii m.)

② 신경: 뒤위팔피부신경(後上腕皮神經, posterior brachial cutaneous n.), 노신경(橈骨神經, radial n.)

③ 혈관: 깊은위팔동·정맥(上腕深動·靜脈, profunda brachii a. & v.)

3) 主治

① 견갑통, 견배통(肩背痛), 동결견(凍結肩), 견관절 주위염, 어깨세모근 경련 및 마비, 주완통(肘腕痛), 완불능굴신(腕不能屈伸), 완신경통(腕神經痛)

② 갑상선종, 이하선 종창

③ 중풍편마비

4) 鍼法

肩髎(TE14)에서 어깨세모근(三角筋, deltoid m.)을 따라 臑會(TE13)까지 투자(透刺), 9cm 매선침으로 시술한다.

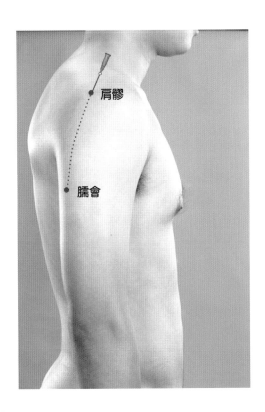

8. 消濼 透 天井
(TE12 ⇒ TE10)

1) 取穴

(1) 消濼(TE12) : 위팔 뒤쪽면, 팔꿈치머리 융기(prominence of the olecranon)와 봉우리각(acromial angle)을 연결하는 선 위, 팔꿈치머리 융기에서 몸쪽으로 5寸

(2) 淸冷淵(TE11) : 위팔 뒤쪽면, 팔꿈치머리 융기(prominence of the olecranon)와 봉우리각(acromial angle)을 연결하는 선 위, 팔꿈치머리 융기에서 몸쪽으로 2寸

(3) 天井(TE10) : 팔꿈치 뒤쪽면, 팔꿈치머리 융기(prominence of the olecranon)에서 몸쪽으로 1寸이 되는 오목한 곳

2) 解剖

(1) 消濼(TE12)
 ① 근육: 위팔세갈래근(上腕三頭筋, triceps brachii m.)
 ② 신경: 뒤위팔피부신경(後上腕皮神經, posterior brachial cutaneous n.), 뒤아래팔피부신경(後前腕皮神經, posterior antebrachial cutaneous n.)
 ③ 혈관: 중간곁동 · 정맥(中側部動 · 靜脈, middle collateral a. & v.)

(2) 淸冷淵(TE11)
 ① 근육: 위팔세갈래근(上腕三頭筋, triceps brachii m.)
 ② 신경: 뒤위팔피부신경(後上腕皮神經, posterior brachial cutaneous n.), 뒤아래팔피부신경(後前腕皮神經, posterior antebrachial cutaneous n.)
 ③ 혈관: 중간곁동 · 정맥(中側部動 · 靜脈, middle collateral a. & v.)

(3) 天井(TE10)
 ① 근육: 위팔세갈래근(上腕三頭筋, triceps brachii m.)
 ② 신경: 노신경의 근육가지(橈骨神經의 筋枝, muscular br. of radial n.), 뒤위팔피부신경(後上腕皮神經, posterior brachial cutaneous n.)
 ③ 혈관: 팔꿉관절동맥그물(肘關節動脈網, articular network of elbow), 중간곁동맥(中側部動脈, middle collateral a.)

226

3) 主治

① 항배강급(項背强急), 경항부염좌, 상지마비, 견마비(肩麻痹), 견배통(肩背痛), 주비통(肘臂痛), 노종견불거(臑從肩不擧), 사경(斜頸), 낙침(落枕)

② 풍습성 심장병, 심근염, 심흉통

③ 기관지염, 편도염, 림프샘염, 해수, 상기(上氣)

④ 목황(目黃), 안통(眼痛), 이명(耳鳴), 난청

⑤ 담마진(蕁麻疹) , 나력(瘰癧)

⑥ 정신분열증, 전간(癲癇)

4) 鍼法

天井(TE10)에서 淸冷淵(TE11)을 거쳐 消濼(TE12)까지 피하지방층에 투자(透刺), 9cm 매선침으로 시술한다.

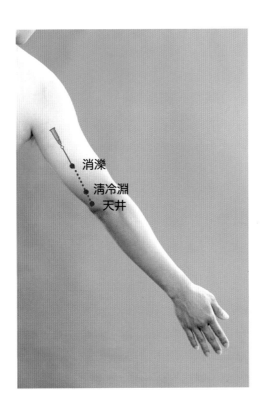

9. 曲澤 透 少海
(PC3 ⇒ HT3)

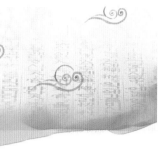

1) 取穴

(1) 曲澤(PC3) : 팔꿈치 앞쪽면, 팔오금주름(cubital crease) 위, 위팔두갈래근힘줄(biceps brachii tendon) 의 안쪽 오목한 곳

(2) 少海(HT3) : 팔꿈치 앞안쪽면, 위팔뼈 안쪽위관절융기(medial epicondyle of the humerus) 바로 앞쪽, 팔오금주름(cubital crease)과 같은 높이

2) 解剖

(1) 曲澤(PC3)

① 근육: 위팔두갈래근(上腕二頭筋, biceps brachii m.), 위팔근(上腕筋, brachialis m.), 원엎침근(圓回內 筋, pronator teres m.)

② 신경: 정중신경(正中神經, median n.), 안쪽아래팔피부신경(內側前腕皮神經, medial antebrachial cutaneous n.)

③ 혈관: 위팔동 · 정맥(上腕動 · 靜脈, brachial a. & v.)

(2) 少海(HT3)

① 근육: 위팔근(上腕筋, brachialis m.), 원엎침근(圓回內筋, pronator teres m.).

② 신경: 자신경(尺骨神經, ulnar n.), 안쪽아래팔피부신경(內側前腕皮神經, medial antebrachial cuta-neous n.)

③ 혈관: 자쪽피부정맥(尺側皮靜脈, basilic v.), 아래자쪽곁동맥(下尺側側部動脈, inferior ulnar collater-al a.), 자쪽되돌이동맥(尺側反回動脈, ulnar recurrent a.)

3) 主治

① 주비통, 수비진전(手臂震顫), 완수견마목(腕手肩麻木), 상지마비, 견관절통, 늑간신경통

② 심통, 심계, 심근염, 협심증, 심약(心弱)

③ 정신분열증, 건망, 정신적억울(精神的抑鬱), 발광(發狂)

④ 안충혈(眼充血), 목현(目眩)

⑤ 위통, 구토, 하리(下痢), 구혈(嘔血)

⑥ 신열(身熱), 번갈(煩渴), 구건(口乾), 인후종통

⑦ 담마진(蕁痲疹)

4) 鍼法

曲澤(PC3)에서 少海(HT3)까지 팔오금주름(肘關節橫紋, cubital crease)을 따라 피하지방층에 투자(透刺), 4cm 매선침으로 시술한다.

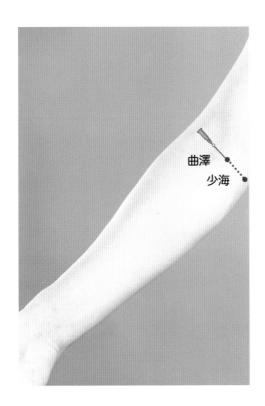

曲澤
少海

10. 曲澤 透 曲池
(PC3 ⇒ LI11)

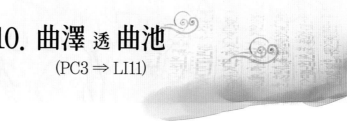

1) 取穴

(1) 曲澤(PC3) : 팔꿈치 앞쪽면, 팔오금주름(cubital crease) 위, 위팔두갈래근힘줄(biceps brachii tendon)의 안쪽 오목한 곳

(2) 曲池(LI11) : 팔꿈치 가쪽면, 尺澤(LU5)과 위팔뼈 가쪽위관절융기(lateral epicondyle of the humerus)를 연결하는 선의 중점

2) 解剖

(1) 曲澤(PC3)

① 근육: 위팔두갈래근(上腕二頭筋, biceps brachii m.), 위팔근(上腕筋, brachialis m.), 원엎침근(圓回內筋, pronator teres m.)

② 신경: 정중신경(正中神經, median n.), 안쪽아래팔피부신경(內側前腕皮神經, medial antebrachial cutaneous n.)

③ 혈관: 위팔동 · 정맥(上腕動 · 靜脈, brachial a. & v.)

(2) 曲池(LI11)

① 근육: 위팔노근(上腕橈骨筋, brachioradialis m.)

② 신경: 노신경(橈骨神經, radial n.), 가쪽아래팔피부신경(外側前腕皮神經, lateral antebrachial cutaneous n.)

③ 혈관: 노쪽되돌이동맥(橈側反回動脈, radial recurrent a.), 노쪽피부정맥(橈側皮靜脈, cephalic v.)

3) 主治

① 주비통, 수비진전(手臂震顫), 완수견마목(腕手肩麻木), 상지마비, 견관절통, 완관절통(腕關節痛), 주관절통

② 안면신경마비, 치통, 반신불수

③ 두통, 고혈압, 심통, 심계, 심근염

④ 위통, 구토, 하리(下痢), 구혈(嘔血), 토혈(吐血), 복통, 토사(吐瀉), 이질, 변비

⑤ 신열(身熱), 번갈(煩渴), 구건(口乾), 인후종통

⑥ 담마진(蕁麻疹), 피부습진, 단독(丹毒)

4) 鍼法

曲澤(PC3)에서 曲池(LI11)까지 팔오금주름(肘關節橫紋, cubital crease)을 따라 피하지방층에 투자(透刺), 6cm 매선침으로 시술한다.

▶ 參考

① 주관절(肘關節) 질환에 曲澤透少海(PC3 ⇒ HT3)와 함께 사용한다.

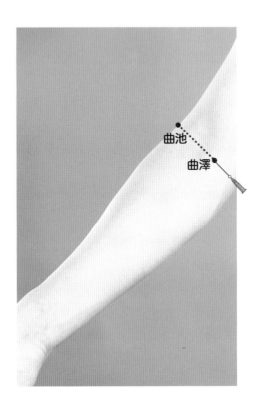

11. 尺澤 透 太淵

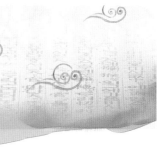

(LU5 ⇒ LU9)

1) 取穴

(1) 尺澤(LU5) : 팔꿈치 앞쪽면, 팔오금주름(cubital crease) 위, 위팔두갈래근힘줄(biceps brachii tendon)의 가쪽 오목한 곳

(2) 孔最(LU6) : 아래팔 앞가쪽면, 尺澤(LU5)과 太淵(LU9)을 연결하는 선 위, 손바닥쪽 손목주름(palmar wrist crease)에서 위쪽으로 7寸

(3) 列缺(LU7) : 아래팔의 노쪽면, 긴엄지벌림근힘줄(abductor pollicis longus tendon)과 짧은엄지폄근힘줄(extensor pollicis brevis tendon)의 사이, 긴엄지벌림근힘줄 고랑(groove for the abductor pollicis longus tendon) 위, 손바닥쪽 손목주름(the palmar wrist crease)에서 위쪽으로 1.5寸

(4) 太淵(LU9) : 손목 앞가쪽면, 노뼈붓돌기(radial styloid process)와 손배뼈(scaphoid bone) 사이, 긴엄지벌림근힘줄(abductor pollicis longus tendon)의 자쪽 오목한 곳

2) 解剖

(1) 尺澤(LU5)

① 근육: 위팔두갈래근(上腕二頭筋, biceps brachii m.), 위팔노근(上腕橈骨筋, brachioradialis m.), 위팔근(Brachialis muscle)

② 신경: 정중신경(正中神經, median n.), 가쪽아래팔피부신경(外側前腕皮神經, lateral antebrachial cutaneous n.), 노신경(橈骨神經, radial n.)

③ 혈관: 팔오금중간정맥(肘中間皮靜脈, median cubital v.), 노쪽피부정맥(橈側皮靜脈, cephalic v.), 노동·정맥(橈骨動·靜脈, radial a. & v.), 노쪽되돌이동맥(radial recurrent a.)

(2) 孔最(LU6)

① 근육: 위팔노근(上腕橈骨筋, brachioradialis m.), 원엎침근(圓回內筋, pronator teres m.), 긴노쪽손목폄근(長橈側手根伸筋, extensor carpi radialis longus m.), 짧은노쪽손목폄근(短橈側手根伸筋, extensor carpi radialis brevis m.), 얕은손가락굽힘근(Flexor digitorum superficialis muscle)

② 신경: 노신경의 얕은가지(橈骨神經의 淺枝, superficial br. of radial n.), 가쪽아래팔피부신경(外側前腕皮神經, lateral antebrachial cutaneous n.)

③ 혈관: 노동·정맥(橈骨動·靜脈, radial a. & v.), 노쪽피부정맥(橈側皮靜脈, cephalic v.), 덧노쪽피부

정맥(副橈側皮靜脈, accessory cephalic v.)

(3) 列缺(LU7)

① 근육: 긴엄지벌림근(長拇指外轉筋, abductor pollicis longus m.), 짧은엄지폄근(短拇指伸筋, extensor pollicis brevis m.), 위팔노근(上腕橈骨筋, brachioradialis m.)

② 신경: 가쪽아래팔피부신경(外側前腕皮神經, lateral antebrachial cutaneous n.), 노신경의 얕은가지 (橈骨神經의 淺枝, superficial br. of radial n.).

③ 혈관: 노쪽피부정맥(橈側皮靜脈, cephalic v.), 노동·정맥(橈骨動·靜脈, radial a. & v.)

(4) 太淵(LU9)

① 근육: 긴엄지벌림근(長拇指外轉筋, abductor pollicis longus m.), 노쪽손목굽힘근(橈側手根屈筋, flexor carpi radialis m.), 긴엄지폄근(長拇指伸筋, extensor pollicis longus m.)

② 신경: 가쪽아래팔피부신경(外側前腕皮神經, lateral antebrachial cutaneous n.), 노신경의 얕은가지 (橈骨神經의 淺枝, superficial br. of radial n.)

③ 혈관: 노동·정맥(橈骨動·靜脈, radial a. & v.), 노쪽피부정맥(橈側皮靜脈, cephalic v.)

3) 主治

① 견배통(肩背痛), 늑간신경통, 상지통, 액와통(腋窩痛), 상완신경통(上腕神經痛), 수족마비, 전완부(前腕部) 운동장애, 수지굴신불능(手指屈身不能), 주비통(肘臂痛), 항강통(項强痛), 장중열(掌中熱)

② 폐렴, 기관지염, 흉막염, 편도염, 인후염, 천식, 흉만(胸滿), 상기(上氣), 기단(氣短), 호흡곤란, 인후종통, 두통, 해수, 비출혈(鼻出血)

③ 불안, 초조, 섬망(譫妄), 경풍(驚風), 불면

④ 육혈(衄血), 토혈(吐血)

4) 鍼法

尺澤(LU5)에서 노뼈(橈骨, radius) 가장자리를 따라 孔最(LU6), 列缺(LU7)을 통과하여 손목주름(腕關節橫紋, wrist crease) 위의 太淵(LU9)까지 투자(透刺), 9cm 매선침으로 2회 연이어 시술한다.

▶ 參考

① 太淵(LU9) 부위의 동맥 주위를 통과할 때 혈관손상에 주의를 요한다.

② 시술시 피하를 따라 행침(行鍼)하며, 침첨(鍼尖)이 피부를 뚫고 나오거나 심부를 향하지 않도록 주의
   한다.

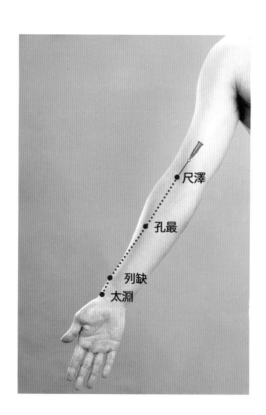

12. 郄門 透 大陵

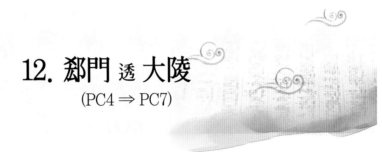

(PC4 ⇒ PC7)

1) 取穴

(1) 郄門(PC4) : 아래팔 앞쪽면, 긴손바닥근힘줄(palmaris longus tendon)과 노쪽손목굽힘근힘줄(palmaris longus tendon)의 사이, 손바닥쪽 손목주름(palmar wrist crease)에서 몸쪽으로 5寸

(2) 間使(PC5) : 아래팔 앞쪽면, 긴손바닥근힘줄(palmaris longus tendon)과 노쪽손목굽힘근힘줄(flexor carpi radialis tendon)의 사이, 손바닥쪽 손목주름(palmar wrist crease)에서 몸쪽으로 3寸

(3) 內關(PC6) : 아래팔 앞쪽면, 긴손바닥근힘줄(palmaris longus tendon)과 노쪽손목굽힘근힘줄(flexor carpi radialis tendon)의 사이, 손바닥쪽 손목주름(palmar wrist crease)에서 위로 2寸

(4) 大陵(PC7) : 손목 앞쪽면, 긴손바닥근힘줄(palmaris longus tendon)과 노쪽손목굽힘근힘줄(flexor carpi radialis tendon)의 사이, 손바닥쪽 손목주름(palmar wrist crease) 위

2) 解剖

(1) 郄門(PC4)

① 근육: 노쪽손목굽힘근(橈側手根屈筋, flexor carpi radialis m.), 얕은손가락굽힘근(淺指屈筋, flexor digitorum superficialis m.), 긴엄지굽힘근(長拇指屈筋, flexor pollicis longus m.), 깊은손가락굽힘근 (深指屈筋, flexor digitorum profundus m.)

② 신경: 정중신경(正中神經, median n.), 아래팔의 앞뼈사이신경(前骨間神經, anterior interosseous n. of forearm)

③ 혈관: 정중신경동반동맥(正中動脈, accompanying a. of median n.), 아래팔중간정맥(前腕中間皮靜 脈, median antebrachial v.), 앞뼈사이동 · 정맥(前骨間動 · 靜脈, anterior interosseous a. & v.)

(2) 間使(PC5)

① 근육: 노쪽손목굽힘근(橈側手根屈筋, flexor carpi radialis m.), 얕은손가락굽힘근(淺指屈筋, flexor digitorum superficialis m.), 긴엄지굽힘근(長拇指屈筋, flexor pollicis longus m.), 깊은손가락굽힘근 (深指屈筋, flexor digitorum profundus m.), 네모엎침근(方形回內筋, pronator quadratus m.), 긴손 바닥근(長掌筋, palmaris longus m.)

② 신경: 정중신경(正中神經, median n.), 아래팔의 앞뼈사이신경(前骨間神經, anterior interosseous n. of forearm)

③ 혈관: 정중신경동반동맥(正中動脈, accompanying a. of median n.), 아래팔중간정맥(前腕中間皮靜脈, median antebrachial v.), 앞뼈사이동·정맥(前骨間動·靜脈, anterior interosseous a. & v.)

(3) 內關(PC6)

① 근육: 노쪽손목굽힘근(橈側手根屈筋, flexor carpi radialis m.), 얕은손가락굽힘근(淺指屈筋, flexor digitorum superficialis m.), 긴손바닥근(長掌筋, palmaris longus m.), 긴엄지굽힘근(長拇指屈筋, flexor pollicis longus m.), 깊은손가락굽힘근(深指屈筋, flexor digitorum profundus m.), 네모엎침근(方形回內筋, pronator quadratus m.)

② 신경: 정중신경(正中神經, median n.), 아래팔의 앞뼈사이신경(前骨間神經, anterior interosseous n. of forearm)

③ 혈관: 정중신경동반동맥(正中動脈, accompanying a. of median n.), 아래팔중간정맥(前腕中間皮靜脈, median antebrachial v.), 앞뼈사이동·정맥(前骨間動·靜脈, anterior interosseous a. & v.)

(4) 大陵(PC7)

① 근육: 노쪽손목굽힘근(橈側手根屈筋, flexor carpi radialis m.), 얕은손가락굽힘근(淺指屈筋, flexor digitorum superficialis m.), 긴손바닥근(長掌筋, palmaris longus m.), 긴엄지굽힘근(長拇指屈筋, flexor pollicis longus m.), 깊은손가락굽힘근(深指屈筋, flexor digitorum profundus m.)

② 신경: 정중신경(正中神經, median n.), 아래팔의 앞뼈사이신경(前骨間神經, anterior interosseous n. of forearm)

③ 혈관: 정중신경동반동맥(正中動脈, accompanying a. of median n.), 아래팔중간정맥(前腕中間皮靜脈, median antebrachial v.), 앞뼈사이동·정맥(前骨間動·靜脈, anterior interosseous a. & v.)

3) 主治

① 심통, 심부전, 심계항진, 협심증, 심흉동통, 말초순환장애, 혼궐(昏厥), 저혈압, 빈맥, 현훈, 두훈(頭暈), 구토, 흉막염

② 히스테리, 정신분열증, 전간(癲癇), 발광(發狂), 신경쇠약, 불안, 정충(怔忡), 불면, 각종 정신질환

③ 곽란(霍亂), 위통, 위염, 장염, 복창만(腹脹滿), 구역, 구취(口臭)

④ 중풍, 두통, 고혈압, 신열(身熱)

⑤ 상지통, 완관절통(腕關節痛), 완신경통(腕神經痛)

⑥ 월경부조, 경폐(經閉)

4) 鍼法

郄門(PC4)에서 間使(PC5), 內關(PC6)을 통과하여 大陵(PC7)까지 手厥陰心包經을 따라 피하지방층에 투자(透刺), 12cm 매선침으로 시술한다.

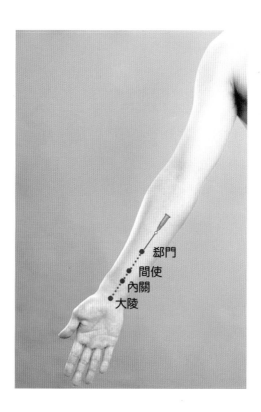

13. 神門 透 靈道

(HT7 ⇒ HT4)

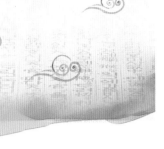

1) 取穴

(1) 神門(HT7) : 손목 앞안쪽면, 자쪽손목굽힘근힘줄(flexor carpi ulnaris tendon)의 노쪽모서리 노쪽, 손바닥쪽 손목주름(palmar wrist crease) 위

(2) 陰郄(HT6) : 아래팔 앞안쪽면, 자쪽손목굽힘근힘줄(flexor carpi ulnaris tendon) 노쪽, 손바닥쪽 손목주름(palmar wrist crease)에서 몸쪽으로 0.5寸

(3) 通里(HT5) : 아래팔 앞안쪽면, 자쪽손목굽힘근힘줄(flexor carpi ulnaris tendon) 노쪽, 손바닥쪽 손목주름(palmar wrist crease)에서 몸쪽으로 1寸

(4) 靈道(HT4) : 아래팔 앞안쪽면, 자쪽손목굽힘근힘줄(flexor carpi ulnaris tendon)의 노쪽모서리 바로 노쪽, 손바닥쪽 손목주름(palmar wrist crease)에서 몸쪽으로 1.5寸

2) 解剖

(1) 神門(HT7)

① 근육: 자쪽손목굽힘근(尺側手根屈筋, flexor carpi ulnaris m.), 얕은손가락굽힘근(淺指屈筋, flexor digitorum superficialis m.), 깊은손가락굽힘근(深指屈筋, flexor digitorum profundus m.)

② 신경: 안쪽아래팔피부신경(內側前腕皮神經, medial antebrachial cutaneous n.), 자신경(尺骨神經, ulnar n.)

③ 혈관: 자동 · 정맥(尺骨動 · 靜脈, ulnar a. & v.)

(2) 陰郄(HT6)

① 근육: 자쪽손목굽힘근(尺側手根屈筋, flexor carpi ulnaris m.), 얕은손가락굽힘근(淺指屈筋, flexor digitorum superficialis m.), 깊은손가락굽힘근(深指屈筋, flexor digitorum profundus m.)

② 신경: 안쪽아래팔피부신경(內側前腕皮神經, medial antebrachial cutaneous n.), 자신경(尺骨神經, ulnar n.)

③ 혈관: 자동 · 정맥(尺骨動 · 靜脈, ulnar a. & v.)

(3) 通里(HT5)

① 근육: 자쪽손목굽힘근(尺側手根屈筋, flexor carpi ulnaris m.), 얕은손가락굽힘근(淺指屈筋, flexor digitorum superficialis m.), 깊은손가락굽힘근(深指屈筋, flexor digitorum profundus m.)

② 신경: 안쪽아래팔피부신경(內側前腕皮神經, medial antebrachial cutaneous n.), 자신경(尺骨神經, ulnar n.)

③ 혈관: 자동 · 정맥(尺骨動 · 靜脈, ulnar a. & v.)

(4) 靈道(HT4)

① 근육: 자쪽손목굽힘근(尺側手根屈筋, flexor carpi ulnaris m.), 얕은손가락굽힘근(淺指屈筋, flexor digitorum superficialis m.), 깊은손가락굽힘근(深指屈筋, flexor digitorum profundus m.), 네모엎침근(方形回內筋, pronator quadratus m.)

② 신경: 안쪽아래팔피부신경(內側前腕皮神經, medial antebrachial cutaneous n.), 자신경(尺骨神經, ulnar n.)

③ 혈관: 자동 · 정맥(尺骨動 · 靜脈, ulnar a. & v.)

3) 主治

① 심통, 심약, 협심증, 심계항진, 부정맥, 고혈압, 저혈압, 빈맥, 현훈, 졸도, 두통

② 불면, 전간(癲癎), 정신병, 몽유병, 다몽증(多夢證), 잠꼬대, 신경쇠약, 히스테리, 정신적억울(精神的抑鬱), 발광, 공포, 정충(怔忡), 경계(驚悸), 실음(失音)

③ 늑간신경통, 주관절통, 척신경염, 상지통, 항강부득회고(項强不得回顧), 수전(手顫)

4) 鍼法

神門(HT7)에서 陰郄(HT6), 通里(HT5)를 통과하여 靈道(HT4)까지 手少陰心經을 따라 피하지방층에 투자(透刺), 4cm 매선침으로 시술한다.

239

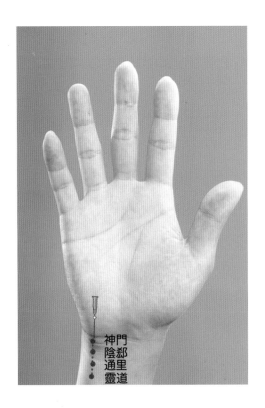

14. 太淵 透 經渠
(LU9 ⇒ LU8)

1) 取穴

(1) 太淵(LU9) : 손목 앞가쪽면, 노뼈붓돌기(radial styloid process)와 손배뼈(scaphoid bone) 사이, 긴엄지
벌림근힘줄(abductor pollicis longus tendon)의 자쪽 오목한 곳

(2) 經渠(LU8) : 아래팔 앞가쪽면, 노뼈붓돌기(radial styloid process)와 노동맥(radial artery) 사이, 손바닥
쪽 손목주름(palmar wrist crease)에서 위쪽으로 1寸

2) 解剖

(1) 太淵(LU9)

① 근육: 긴엄지벌림근(長拇指外轉筋, abductor pollicis longus m.), 노쪽손목굽힘근(橈側手根屈筋,
flexor carpi radialis m.), 긴엄지폄근(長拇指伸筋, extensor pollicis longus m.)

② 신경: 가쪽아래팔피부신경(外側前腕皮神經, lateral antebrachial cutaneous n.), 노신경의 얕은가지
(橈骨神經의 淺枝, superficial br. of radial n.)

③ 혈관: 노동 · 정맥(橈骨動 · 靜脈, radial a. & v.), 노쪽피부정맥(橈側皮靜脈, cephalic v.)

(2) 經渠(LU8)

① 근육: 긴엄지벌림근(長拇指外轉筋, Abductor pollicis longus m.), 위팔노근(上腕橈骨筋, brachioradi-
alis m.), 짧은엄지폄근(短拇指伸筋, extensor pollicis brevis m.)

② 신경: 가쪽아래팔피부신경(外側前腕皮神經, lateral antebrachial cutaneous n.), 노신경의 얕은가지
(橈骨神經의 淺枝, superficial br. of radial n.)

③ 혈관: 노동 · 정맥(橈骨動 · 靜脈, radial a. & v.)

3) 主治

① 해수, 천식, 기관지염, 후비(喉痺), 편도염, 감기, 호흡곤란

② 비출혈(鼻出血), 설염(舌炎), 안염(眼炎)

③ 견통, 상지통, 상완신경통(上腕神經痛), 비내렴통(臂內廉痛), 완부동통(腕部疼痛), 액와통(腋窩痛),
수족마비

④ 불면

4) 鍼法

太淵(LU9)에서 經渠(LU8)까지 피하지방층에 手太陰肺經을 따라 투자(透刺), 3cm 매선침으로 시술한다. 노동맥(橈骨動脈, radial artery)이 손상되지 않도록 주의를 요한다.

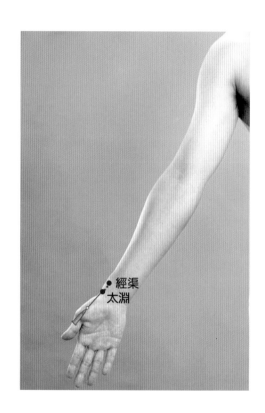

15. 尺關 透 橈關

(Cheokgwan; extra point ⇒Yogwan; extra point)

1) 取穴

(1) 尺關(Cheokgwan; extra point) : 아래팔 뒤쪽면, 중관(中關)에서 자뼈쪽으로 1寸 떨어진 곳

(2) 中關(Junggwan; extra point) : 아래팔 뒤쪽면, 자뼈와 노뼈 뼈사이공간(interosseous space between the radius and the ulna)의 중점, 손등쪽 손목주름(dorsal wrist crease)에서 몸쪽으로 1寸

(3) 橈關(Yogwan; extra point) : 아래팔 뒤쪽면, 중관(中關)에서 노뼈쪽으로 1寸 떨어진 곳

2) 解剖

(1) 尺關(Cheokgwan; extra point)
  ① 근육: 새끼폄근(小指伸筋, extensor digiti minimi m.), 자쪽손목폄근(尺側手根伸筋, extensor carpi ulnaris m.)
  ② 신경: 자신경의 손등가지(dorsal br. of ulnar n.)
  ③ 혈관: 자동·정맥(尺骨動·靜脈, ulnar a. & v.)

(2) 中關(Junggwan; extra point)
  ① 근육: 손가락폄근(指伸筋, extensor digitorum m.), 긴엄지폄근(長拇指伸筋, extensor pollicis longus m.), 새끼폄근(小指伸筋, extensor digiti minimi m.)
  ② 신경: 뒤아래팔피부신경(後前腕皮神經, posterior antebrachial cutaneous n.), 뒤뼈사이신경(後骨間神經, posterior interosseous n.)
  ③ 혈관: 뒤뼈사이동·정맥(後骨間動·靜脈, posterior interosseous a. & v.) 자쪽피부정맥(尺側皮靜脈, Basilic v.)

(3) 橈關(Yogwan; extra point)
  ① 근육: 긴엄지폄근(長拇指伸筋, extensor pollicis longus m.), 긴엄지벌림근(長拇指外轉筋, abductor pollicis longus m.), 손가락폄근(extensor digitorum m.)
  ② 신경: 노신경의 얕은가지(橈骨神經의 淺枝, superficial br. of radial n.), 가쪽아래팔피부신경(外側前腕皮神經, lateral antebrachial cutaneous n.)
  ③ 혈관: 노동맥(橈骨動脈, radial a.), 노쪽피부정맥(橈側皮靜脈, cephalic v.)

3) 主治

① 상지마비, 견관절통, 주관절통, 완관절통(腕關節痛), 완신경통(腕神經痛), 손목 하수증, 손가락 신전
장애, 수족추축(手足抽搐), 낙침(落枕)

② 두통, 언어장애, 안면신경마비, 치통, 고혈압

③ 안염(眼炎), 안검염(眼瞼炎), 목혼(目昏), 이롱(耳聾), 이명, 비염, 비뉵(鼻衄)

④ 불면, 불안

4) 鍼法

尺關에서 中關을 거쳐 橈關까지 피하지방층에 투자(透刺), 6cm 매선침으로 시술한다.

▶ 參考

① 볼록한 구간을 투자(透刺)해야 하므로 진침(進鍼)시 침첨(鍼尖)이 피하를 따라 진행할 수 있도록 주의를
집중한다.

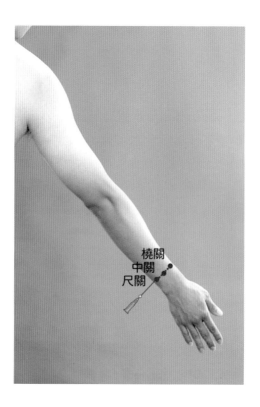

16. 內關 透 外關
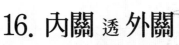
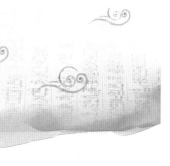

(PC6 ⇒ TE5)

1) 取穴

(1) 內關(PC6) : 아래팔 앞쪽면, 긴손바닥근힘줄(palmaris longus tendon)과 노쪽손목굽힘근힘줄(flexor carpi radialis tendon)의 사이, 손바닥쪽 손목주름(palmar wrist crease)에서 위로 2寸

(2) 外關(TE5) : 아래팔 뒤쪽면, 자뼈와 노뼈 뼈사이공간(interosseous space between the radius and the ulna)의 중점, 손등쪽 손목주름(dorsal wrist crease)에서 몸쪽으로 2寸

2) 解剖

(1) 內關(PC6)

① 근육: 노쪽손목굽힘근(橈側手根屈筋, flexor carpi radialis m.), 얕은손가락굽힘근(淺指屈筋, flexor digitorum superficialis m.), 긴손바닥근(長掌筋, palmaris longus m.), 긴엄지굽힘근(長拇指屈筋, flexor pollicis longus m.), 깊은손가락굽힘근(深指屈筋, flexor digitorum profundus m.), 네모엎침근(方形回內筋, pronator quadratus m.)

② 신경: 정중신경(正中神經, median n.), 아래팔의 앞뼈사이신경(前骨間神經, anterior interosseous n. of forearm)

③ 혈관: 정중신경동반동맥(正中動脈, accompanying a. of median n.), 아래팔중간정맥(前腕中間皮靜脈, median antebrachial v.), 앞뼈사이동 · 정맥(前骨間動 · 靜脈, anterior interosseous a. & v.)

(2) 外關(TE5)

① 근육: 손가락폄근(指伸筋, extensor digitorum m.), 긴엄지폄근(長拇指伸筋, extensor pollicis longus m.), 새끼폄근(小指伸筋, extensor digiti minimi m.)

② 신경: 뒤아래팔피부신경(後前腕皮神經, posterior antebrachial cutaneous n.), 뒤뼈사이신경(後骨間神經, posterior interosseous n.)

③ 혈관: 뒤뼈사이동 · 정맥(後骨間動 · 靜脈, posterior interosseous a. & v.)

3) 主治

① 주관절통, 완관절통(腕關節痛), 수지동통, 상지근골동통(上肢筋骨疼痛), 주비불능굴신(肘臂不能屈伸)

② 두통, 고혈압, 상한(傷寒), 감기, 인후통

③ 비염, 비뉵(鼻衄), 해수, 발열(發熱)

④ 심통, 심계, 흉만복통(胸滿腹痛), 위통, 위염, 장염, 복창만(腹脹滿), 구역, 비위불화(脾胃不和)

⑤ 이명, 불면, 정충(怔忡), 히스테리

⑥ 중풍후유증

4) 鍼法

內關(PC6)에서 外關(TE5)까지 아래팔(前腕, forearm)을 관통하여 투자(透刺), 4cm 매선침으로 시술한다.

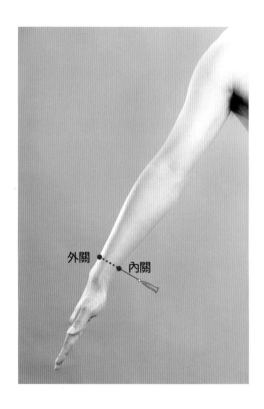

17. 神門 透 少府

(HT7 ⇒ HT8)

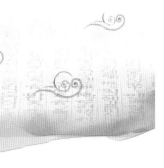

1) 取穴

(1) 神門(HT7) : 손목 앞안쪽면, 자쪽손목굽힘근힘줄(flexor carpi ulnaris tendon)의 노쪽모서리 노쪽, 손바
닥쪽 손목주름(palmar wrist crease) 위

(2) 少府(HT8) : 손바닥, 넷째와 다섯째 손허리뼈(the 4th and 5th metacarpal bones) 사이, 다섯째 손허리
손가락관절(the 5th metacarpophalangeal joint)의 몸쪽 오목한 곳

2) 解剖

(1) 神門(HT7)

① 근육: 자쪽손목굽힘근(尺側手根屈筋, flexor carpi ulnaris m.), 얕은손가락굽힘근(淺指屈筋, flexor
digitorum superficialis m.), 깊은손가락굽힘근(深指屈筋, flexor digitorum profundus m.)

② 신경: 안쪽아래팔피부신경(內側前腕皮神經, medial antebrachial cutaneous n.), 자신경(尺骨神經,
ulnar n.)

③ 혈관: 자동 · 정맥(尺骨動 · 靜脈, ulnar a. & v.)

(2) 少府(HT8)

① 근육: 얕은손가락굽힘근(淺指屈筋, flexor digitorum superficialis m.), 새끼맞섬근(小指對立筋,
opponens digiti minimi m.), 벌레근(蟲樣筋, lumbrical m.), 깊은곳에 뼈사이근(骨間筋, interosseous
m.) 깊은손가락굽힘근(深指屈筋, flexor digitorum profundus m.)

② 신경: 자신경의 얕은가지(尺骨神經의 淺枝, superficial br. of ulnar n.), 온바닥쪽손가락신경(總掌側
指神經, common palmar digital n.)

③ 혈관: 얕은손바닥동맥활(淺掌靜脈弓, superficial palmar venous arch), 깊은손바닥동맥활(深掌靜脈
弓, deep palmar venous arch), 자동 · 정맥(尺骨動 · 靜脈, ulnar a. & v.)

3) 主治

① 신경쇠약, 건망, 전간(癲癎), 정신분열증, 실신, 정충(怔忡), 심계, 심번(心煩), 실면(失眠)

② 협통(脇痛), 위완통, 심실증(心實症), 무맥증(無脈症)

③ 완관절통(腕關節痛), 수지마비
④ 오한, 발열

4) 鍼法

神門(HT7)에서 小指를 향해 손바닥 부위의 근육상에 투자(透刺), 6cm 매선침으로 시술한다.

▶ 參考

① 침이 손목관절(腕關節)과 손목뼈(手根骨, carpal bones) 부위를 통과할 때 통증이 증가할 수 있다. 침첨(鍼尖)이 피하를 따라 진행할 수 있도록 주의를 집중한다.

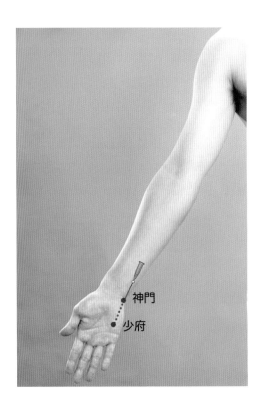

18. 合谷 透 勞宮

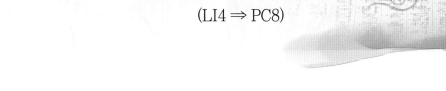

(LI4 ⇒ PC8)

1) 取穴

(1) 合谷(LI4) : 손등, 둘째 손허리뼈(the 2nd metacarpal bone) 중점의 노쪽

(2) 勞宮(PC8) : 손바닥, 둘째와 셋째 손허리뼈(the 2nd and 3rd metacarpal bone)의 사이, 손허리손가락관절(metacarpophalangeal joint)의 몸쪽 오목한 곳

2) 解剖

(1) 合谷(LI4)

① 근육: 첫째 등쪽뼈사이근(第一背側骨間筋, the 1st interossei dorsales m.), 깊은층에 엄지모음근의 가로갈래(拇指內轉筋의 橫枝, transverse head of adductor pollicis m.)

② 신경: 등쪽손가락신경(背側指神經, dorsal digital n.)

③ 혈관: 노쪽집게동맥(示指橈側動脈, radialis indicis a.), 등쪽손허리정맥(背側中手靜脈, dorsal metacarpal v.), 등쪽손허리동맥(背側中手動脈, dorsal metacarpal a.), 손등정맥그물(背側靜脈網, dorsal venous plexus of hand)

(2) 勞宮(PC8)

① 근육: 둘째 벌레근(第2蟲樣筋, the 2nd lumbrical m.), 깊은손가락굽힘근(深指屈筋, flexor digitorum profundus m.), 바닥쪽뼈사이근(掌側骨間筋, interossei palmales m.)

② 신경: 온바닥쪽손가락신경(總掌側指神經, common palmar digital n.), 자신경의 깊은가지(尺骨神經의 深枝, deep br. of ulnar n.)

③ 혈관: 바닥쪽손허리동·정맥(掌側中手動·靜脈, palmar metacarpal a. & v.)

3) 主治

① 편두통, 치통, 안면신경마비, 삼차신경통

② 안출혈(眼出血), 결막염, 녹내장, 비염, 비색(鼻塞), 비연(鼻淵), 육혈(衄血), 이명(耳鳴), 이롱(耳聾), 인후종통, 구내염, 구취, 구창(口瘡)

③ 심통, 협심증, 졸도

④ 소화불량, 토사(吐瀉), 복통

⑤ 견통, 전완신경통(前腕神經痛), 완관절통(腕關節痛)

⑥ 신경쇠약, 정신질환, 전광(癲狂)

⑦ 중풍후유증, 편마비, 고혈압

⑧ 담마진(蕁痲疹), 단독(丹毒)

4) 鍼法

合谷(LI4)에서 勞宮(PC8) 까지 관통하여 투자(透刺), 4cm 매선침으로 시술한다.

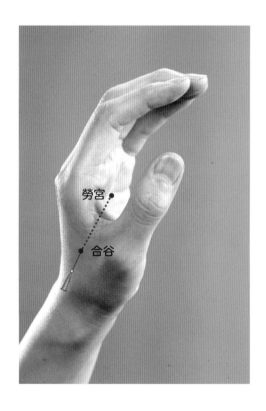

19. 合谷 透 後谿
(LI4 ⇒ SI3)

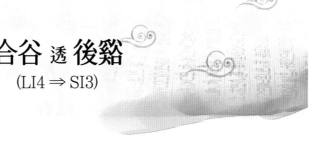

1) 取穴

(1) 合谷(LI4) : 손등, 둘째 손허리뼈(the 2nd metacarpal bone) 중점의 노쪽

(2) 後谿(SI3) : 손등, 다섯째 손허리손가락관절(the 5th metacarpophalangeal joint) 자쪽의 몸쪽 오목한 곳, 赤白肉際

2) 解剖

(1) 合谷(LI4)

① 근육: 첫째 등쪽뼈사이근(第一背側骨間筋, the 1st interossei dorsales m.), 깊은층에 엄지모음근의 가로갈래(拇指內轉筋의 橫枝, transverse head of adductor pollicis m.)

② 신경: 등쪽손가락신경(背側指神經, dorsal digital n.)

③ 혈관: 노쪽집게동맥(示指橈側動脈, radialis indicis a.), 등쪽손허리정맥(背側中手靜脈, dorsal metacarpal v.), 등쪽손허리동맥(背側中手動脈, dorsal metacarpal a.), 손등정맥그물(背側靜脈網, dorsal venous plexus of hand)

(2) 後谿(SI3)

① 근육: 새끼벌림근(小指外轉筋, abductor digiti minimi m.), 새끼맞섬근(小指對立筋, opponens digiti minimi m.), 짧은새끼굽힘근(短小趾屈筋, Flexor digiti minimi brevis m.)

② 신경: 등쪽손가락신경(背側指神經, dorsal digital n.)

③ 혈관: 등쪽손허리동맥(背側中手動脈, dorsal metacarpal a.), 자쪽피부정맥(尺側皮靜脈, basilic v.)

3) 主治

① 두통, 편두통, 치통, 안면신경마비, 삼차신경통, 항강(項强)

② 안충혈(眼充血), 결막염, 녹내장, 안통(眼痛), 목예(目翳), 비염, 비연(鼻淵), 비색(鼻塞), 이명, 이롱(耳聾), 인후종통

③ 소화불량, 토사(吐瀉)

④ 수지마목(手指麻木), 수지굴신불리(手指屈伸不利), 상완신경통(上腕神經痛), 상지마비, 늑간신경통,

견비통

⑤ 중풍, 편마비, 고혈압, 발열

⑥ 정신질환, 신경쇠약, 전간(癲癇), 실신

4) 鍼法

合谷(LI4)에서 손바닥의 먼쪽가로피부주름 자쪽끝(尺側手掌橫紋端, ulnar end of distal transverse skin crease) 後谿(SI3)까지 투자(透刺), 9cm 매선침으로 시술한다.

▶ 參考

① 팔에 힘을 빼고, 손가락으로 계란을 쥔 것과 같이 약간 굴곡 시킨 상태에서 진침(進鍼)한다.

② 자침 방향이 정확히 後谿(SI3)를 향하도록 진침(進鍼)시키며, 손허리뼈(中手骨, metacarpal bones)에 걸리지 않도록 주의한다.

③ 침치료에 의한 자극이 강한 부위로, 치료 직후에는 손가락의 힘이 빠지는 느낌을 받는 경우가 많다. 온찜질을 가해주거나 안정하면 대부분 쉽게 회복된다

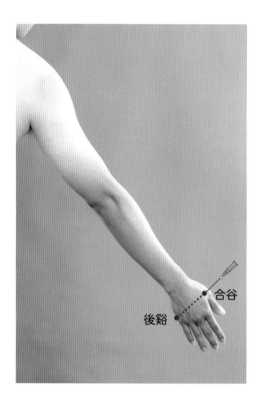

卟. 下肢

1. 環跳 透 承扶
(GB30 ⇒ BL36)

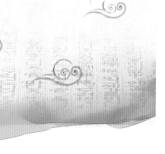

1) 取穴

(1) 環跳(GB30) : 엉덩이부위, 큰돌기 융기(prominence of the greater trochanter)와 엉치뼈틈새(sacral hiatus)를 연결하는 선에서 가쪽으로부터 1/3과 안쪽으로부터 2/3가 되는 지점

(2) 承扶(BL36) : 엉덩이부위, 엉덩이 주름(gluteal fold)의 중점

2) 解剖

(1) 環跳(GB30)

① 근육: 큰볼기근(大臀筋, gluteus maximus m.), 궁둥구멍근(梨狀筋, piriformis m.), 위쌍동이근(上雙子筋, gemellus superior m.)

② 신경: 아래볼기신경(下臀神經, inferior gluteal n.), 궁둥신경(坐骨神經, sciatic n.)

③ 혈관: 아래볼기동‧정맥(下臀動‧靜脈, inferior gluteal a. & v.)

(2) 承扶(BL36)

① 근육: 큰볼기근(大臀筋, gluteus maximus m.), 넙다리두갈래근(大腿二頭筋, biceps femoris m.), 반힘줄근(半腱樣筋, semitendinosus m.), 반막근(半膜樣筋, semimembranosus m.)

② 신경: 뒤넙다리피부신경(後大腿皮神經, posterior femoral cutaneous n.), 깊은층에 궁둥신경(坐骨神經, sciatic n.)

③ 혈관: 깊은넙다리동‧정맥(大腿深動‧靜脈, deep femoral a. & v.)

3) 主治

① 요통, 좌골신경통, 요각통, 요고동통(腰股疼痛), 하지통증, 하지 마비, 고관절 및 주위 연조직의 질환, 족하수(足下垂), 슬통, 각기(脚氣)

② 변비, 치질, 직장통, 음경통

③ 담마진(蕁痲疹), 풍진(風疹)

4) 鍼法

環跳(GB30) 에서 承扶(BL36)까지 피하지방층을 따라 큰볼기근(大臀筋, gluteus maximus m.) 위에 투자(透刺), 9cm 매선침으로 시술한다.

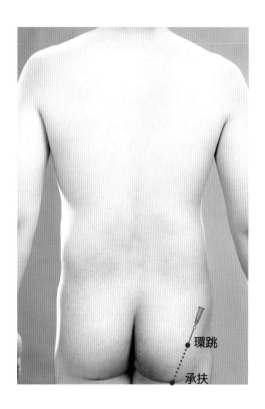

2. 秩邊 透 承扶
(BL54 ⇒ BL36)

1) 取穴

(1) 秩邊(BL54) : 엉덩이부위, 넷째 뒤엉치뼈구멍(the 4th posterior sacral foramen)과 같은 높이, 정중엉치
뼈능선(median sacral crest)에서 가쪽으로 3寸

(2) 承扶(BL36) : 엉덩이부위, 엉덩이 주름(gluteal fold)의 중점

2) 解剖

(1) 秩邊(BL54)

① 근육: 큰볼기근(大臀筋, gluteus maximus m.), 궁둥구멍근(梨狀筋, piriformis m.)

② 신경: 엉치신경의 뒷가지(薦骨神經의 後枝, posterior br. of sacral n.), 깊은층에 아래볼기신경(下臀
神經, inferior gluteal n.), 뒤넙다리피부신경(後大腿皮神經, posterior femoral cutaneous n.)

③ 혈관: 아래볼기동·정맥(下臀動·靜脈, inferior gluteal a. & v.)

(2) 承扶(BL36)

① 근육: 큰볼기근(大臀筋, gluteus maximus m.), 넙다리두갈래근(大腿二頭筋, biceps femoris m.), 반
힘줄근(半腱樣筋, semitendinosus m.), 반막근(半膜樣筋, semimembranosus m.)

② 신경: 뒤넙다리피부신경(後大腿皮神經, posterior femoral cutaneous n.), 깊은층에 궁둥신경(坐骨神
經, sciatic n.)

③ 혈관: 깊은넙다리동·정맥(大腿深動·靜脈, deep femoral a. & v.)

3) 主治

① 요통, 좌골신경통, 요각통, 천골통(薦骨痛), 요고중불능거(腰尻重不能擧)하지통증, 하지 마비, 고관절
및 주위 연조직의 질환, 족하수(足下垂)

② 변비, 치질, 직장통, 소변불리(小便不利), 대변난(大便難)

③ 생식기질환, 음경통

4) 鍼法

秩邊(BL54)에서 큰볼기근(大臀筋, gluteus maximus m.) 위의 피하지방층에 承扶(BL36)까지 투자(透刺), 12cm 매선침으로 시술한다.

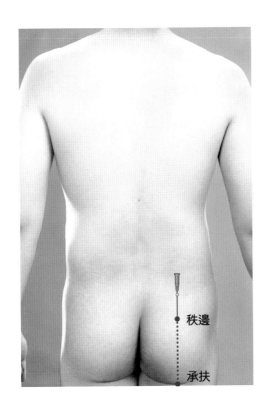

3. 承扶 透 殷門

(BL36 ⇒ BL37)

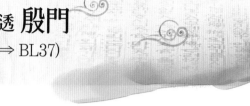

1) 取穴

(1) 承扶(BL36) : 엉덩이부위, 엉덩이 주름(gluteal fold)의 중점

(2) 殷門(BL37) : 넓적다리 뒤쪽면, 넙다리두갈래근(biceps femoris muscle)과 반힘줄모양근(semitendinosus muscle)의 사이, 엉덩이 주름(gluteal fold)에서 아래쪽으로 6寸

2) 解剖

(1) 承扶(BL36)

① 근육: 큰볼기근(大臀筋, gluteus maximus m.), 넙다리두갈래근(大腿二頭筋, biceps femoris m.), 반힘줄근(半腱樣筋, semitendinosus m.), 반막근(半膜樣筋, semimembranosus m.)

② 신경: 뒤넙다리피부신경(後大腿皮神經, posterior femoral cutaneous n.), 깊은층에 궁둥신경(坐骨神經, sciatic n.)

③ 혈관: 깊은넙다리동·정맥(大腿深動·靜脈, deep femoral a. & v.)

(2) 殷門(BL37)

① 근육: 넙다리두갈래근(大腿二頭筋, biceps femoris m.), 반힘줄근(半腱樣筋, semitendinosus m.), 반막근(半膜樣筋, semimembranosus m.)

② 신경: 뒤넙다리피부신경(後大腿皮神經, posterior femoral cutaneous n.), 깊은층에 궁둥신경(坐骨神經, sciatic n.)

③ 혈관: 깊은넙다리동·정맥(大腿深動·靜脈, deep femoral a. & v.)

3) 主治

① 요통, 좌골신경통, 요각통, 대퇴부통, 요척통(腰脊痛), 고외종(股外腫), 하지통증, 하지 마비, 고관절 및 주위 연조직의 질환, 족하수(足下垂)

② 변비, 치질, 직장통, 음경통

③ 경련, 소아마비후유증

4) 鍼法

承扶(BL36)에서 넙다리두갈래근(大腿二頭筋, biceps femoris m.)을 따라 承扶(BL36)와 委中(BL40)의 중점인 殷門(BL37)까지 투자(透刺), 12cm 매선침으로 시술한다.

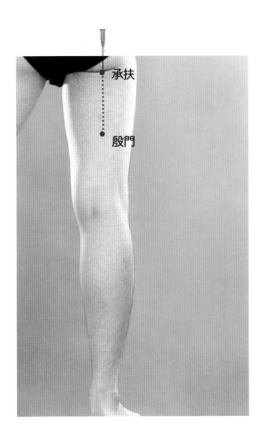

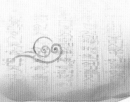

4. 上合陽 透 承扶
(Sanghabyang; extra point ⇒ BL36)

1) 取穴

(1) 上合陽(Sanghabyang; extra point) : 무릎 뒤쪽면, 오금주름(popliteal crease)의 가운데(委中, BL40)에서 위쪽으로 2寸

(2) 承扶(BL36) : 엉덩이부위, 엉덩이 주름(gluteal fold)의 중점

2) 解剖

(1) 上合陽(Sanghabyang; extra point)
① 근육: 넙다리두갈래근(大腿二頭筋, biceps femoris m.), 반힘줄근(半腱樣筋, semitendinosus m.), 반막근(半膜樣筋, semimembranosus m.)
② 신경: 뒤넙다리피부신경(後大腿皮神經, posterior femoral cutaneous n.)
③ 혈관: 오금동ㆍ정맥(膝窩動ㆍ靜脈, popliteal a. & v.), 위가쪽무릎동ㆍ정맥(內側上膝動ㆍ靜脈, lateral superior genicular a. & v.)

(2) 承扶(BL36)
① 근육: 큰볼기근(大臀筋, gluteus maximus m.), 넙다리두갈래근(大腿二頭筋, biceps femoris m.), 반힘줄근(半腱樣筋, semitendinosus m.), 반막근(半膜樣筋, semimembranosus m.)
② 신경: 뒤넙다리피부신경(後大腿皮神經, posterior femoral cutaneous n.), 깊은층에 궁둥신경(坐骨神經, sciatic n.)
③ 혈관: 깊은넙다리동ㆍ정맥(大腿深動ㆍ靜脈, deep femoral a. & v.)

3) 主治

① 요통, 좌골신경통, 요각통, 하지통증, 하지 마비, 고관절 및 주위 연조직의 질환, 족하수(足下垂)
② 변비, 치질, 직장통, 음경통
③ 소아마비후유증

4) 鍼法

上合陽에서 承扶(BL36)까지 피하지방층을 따라 투자(透刺), 9cm 매선침으로 2회 연이어 시술한다.

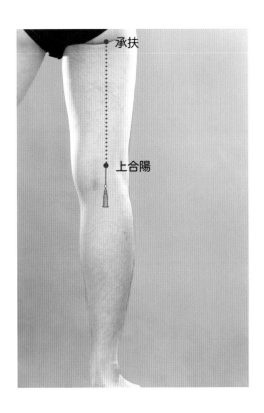

5. 伏兎 透 髀關
(ST32 ⇒ ST31)

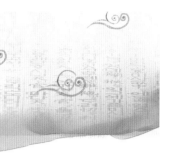

1) 取穴

(1) 伏兎(ST32) : 넓적다리 앞가쪽면, 위앞엉덩뼈가시(anterior superior iliac spine)와 무릎뼈바닥 가쪽끝 (the lateral end of the base of the patella)을 연결하는 선 위, 무릎뼈바닥에서 위쪽으로 6寸

(2) 髀關(ST31) : 넓적다리 앞쪽면, 넙다리곧은근(rectus femoris muscle) 몸쪽끝, 넙다리빗근(sartorius muscle), 넙다리근막긴장근(tensor fasciae latae muscle)의 세 근육 사이의 오목한 곳

2) 解剖

(1) 伏兎(ST32)
- ① 근육: 넙다리곧은근(大腿直筋, rectus femoris m.), 중간넓은근(中間廣筋, vastus intermedius m.), 넙다리근막(大腿筋膜, fascia lata)
- ② 신경: 넙다리신경의 앞피부가지(大腿神經의 前皮枝, anterior cutaneous br. of femoral n.), 가쪽넙다리피부신경(外側大腿皮神經, lateral femoral cutaneous n.)
- ③ 혈관: 가쪽넙다리휘돌이동·정맥의 내림가지(外側大腿回旋動·靜脈의 下行枝, descending br. of lateral circumflex femoral a. & v.)

(2) 髀關(ST31)
- ① 근육: 넙다리빗근(縫工筋, sartorius m.), 넙다리곧은근(大腿直筋, rectus femoris m.), 넙다리근막긴장근(大腿筋膜張筋, tensor fasciae latae m.), 가쪽넓은근(外側廣筋, vastus lateralis m.)
- ② 신경: 가쪽넙다리피부신경(外側大腿皮神經, lateral femoral cutaneous n.)
- ③ 혈관: 가쪽넙다리휘돌이동·정맥(外側大腿回旋動·靜脈, lateral circumflex femoral a. & v.)

3) 主治

- ① 고관절통, 고내근급부득굴신(股內筋急不得屈伸), 서혜림프샘염, 하지마비 및 경련, 슬통, 각기(脚氣), 요통, 각수종(脚水腫), 하지근육위축, 하지운동장애
- ② 위통, 위경련, 복창통, 위완통
- ③ 자궁질환

4) 鍼法

伏兔(ST32)에서 髀關(ST31)까지 피하지방층에 투자(透刺), 12cm 매선침으로 시술한다.

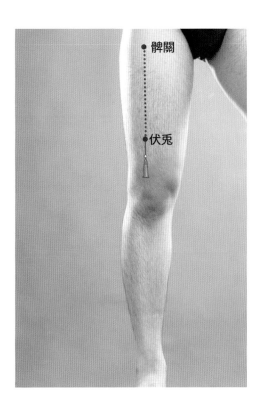

6. 髀關 透 梁丘
(ST31 ⇒ ST34)

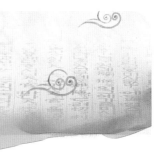

1) 取穴

(1) 髀關(ST31) : 넓적다리 앞쪽면, 넙다리곧은근(rectus femoris muscle) 몸쪽끝, 넙다리빗근(sartorius muscle), 넙다리근막긴장근(tensor fasciae latae muscle)의 세 근육 사이의 오목한 곳

(2) 梁丘(ST34) : 넓적다리 앞가쪽면, 가쪽넓은근(vastus lateralis muscle)과 넙다리곧은근힘줄(rectus femoris tendon) 가쪽모서리 사이, 무릎뼈바닥(base of the patella)에서 위쪽으로 2寸

2) 解剖

(1) 髀關(ST31)

① 근육: 넙다리빗근(縫工筋, sartorius m.), 넙다리곧은근(大腿直根, rectus femoris m.), 넙다리근막긴장근(大腿筋膜張筋, tensor fasciae latae m.) 가쪽넓은근(外側廣筋, vastus lateralis m.)

② 신경: 가쪽넙다리피부신경(外側大腿皮神經, lateral femoral cutaneous n.)

③ 혈관: 가쪽넙다리휘돌이동·정맥(外側大腿回旋動·靜脈, lateral circumflex femoral a. & v.)

(2) 梁丘(ST34)

① 근육: 넙다리곧은근(大腿直根, rectus femoris m.), 가쪽넓은근(外側廣筋, vastus lateralis m.), 중간넓은근(中間廣筋, vastus intermedius m.)

② 신경: 넙다리신경의 앞피부가지(大腿神經의 前皮枝, anterior cutaneous br. of femoral n.), 가쪽넙다리피부신경(外側大腿皮神經, lateral femoral cutaneous n.)

③ 혈관: 가쪽넙다리휘돌이동·정맥의 내림가지(外側大腿回旋動·靜脈의 下行枝, descending br. of lateral circumflex femoral a. & v.)

3) 主治

① 고관절통, 고내근급부득굴신(股內筋急不得屈伸), 서혜림프샘염, 하지마비 및 경련, 슬통, 슬통굴신부득(膝痛屈伸不得), 각기(脚氣), 요통, 각수종(脚水腫), 하지무력, 각기(脚氣), 하지근육위축, 하지운동장애

② 위통, 위경련, 복창통, 위완통, 비장종대, 복수(腹水)

③ 자궁질환, 월경부조, 고환염

4) 鍼法

髀關(ST31)에서 넙다리곧은근(大腿直根, rectus femoris m.)위의 伏兎(ST32), 陰市를 통과하여 무릎뼈 (膝蓋骨, patella) 2寸 外上方의 梁丘(ST34)까지 투자(透刺), 9cm 매선침으로 3회 연이어 시술한다.

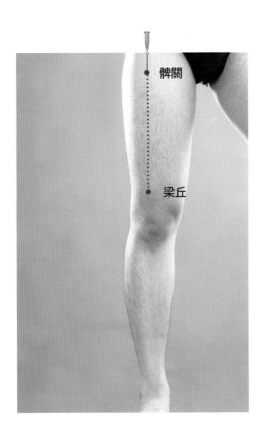

7. 委陽 透 委中
(BL39 ⇒ BL40)

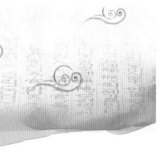

1) 取穴

(1) 委陽(BL39) : 무릎 뒤가쪽면, 오금주름(popliteal crease)에서 넙다리두갈래근힘줄(biceps femoris tendon)의 안쪽모서리 바로 안쪽

(2) 委中(BL40) : 무릎 뒤쪽면, 오금주름(popliteal crease)의 가운데

2) 解剖

(1) 委陽(BL39)

① 근육: 넙다리두갈래근(大腿二頭筋, biceps femoris m.), 장딴지근의 가쪽갈래(腓腹筋의 外側頭, lateral head of gastrocnemius m.), 장딴지빗근(足蹠筋, plantaris m.)

② 신경: 뒤넙다리피부신경(後大腿皮神經, posterior femoral cutaneous n.), 온종아리신경(總腓骨神經, common peroneal n.)

③ 혈관: 오금동·정맥(膝窩動·靜脈, popliteal a. & v.), 위가쪽무릎동·정맥(內側上膝動·靜脈, lateral superior genicular a. & v.)

(2) 委中(BL40)

① 근육: 오금근(膝窩筋, popliteal m.), 장딴지근의 안쪽갈래 및 가쪽갈래(腓腹筋의 內側頭 및 外側頭, medial head or lateral head of gastrocnemius m.), 장딴지빗근(足蹠筋, plantaris m.)

② 신경: 뒤넙다리피부신경(後大腿皮神經, posterior femoral cutaneous n.), 정강신경(脛骨神經, tibial n.)

③ 혈관: 오금동·정맥(膝窩動·靜脈, popliteal a. & v.)

3) 主治

① 요통, 배통(背痛), 슬통, 슬관절염, 슬불능굴(膝不能屈), 하지통, 파행(跛行), 좌골신경통, 소아마비후유증, 통풍(痛風), 하지마비, 하지마목(下肢麻木)

② 신장염, 방광염, 배뇨장애, 요도염, 음부소양, 유통(乳痛)

③ 곽란(霍亂), 토사(吐瀉)

④ 허한(虛汗), 도한(盜汗)

4) 鍼法

委陽(BL39)에서 委中(BL40)까지 오금주름(popliteal crease)의 피하지방에 투자(透刺), 3cm 매선침으로 시술한다.

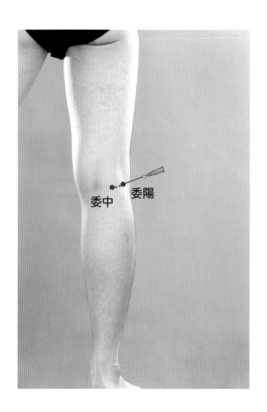

8. 曲泉 透 委中
(LR8 ⇒ BL40)

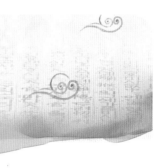

1) 取穴

(1) 曲泉(LR8) : 무릎 안쪽면, 오금주름(popliteal crease)의 안쪽끝, 반힘줄근의 힘줄(semitendinosus tendon)과 반막근의 힘줄(semimembranosus tendon)의 안쪽 오목한 곳
(2) 委中(BL40) : 무릎 뒤쪽면, 오금주름(popliteal crease)의 가운데

2) 解剖

(1) 曲泉(LR8)
 ① 근육: 반막근(半膜樣筋, semimembranous m.), 반힘줄근(半腱樣筋, semitendinosus m.), 넙다리빗근(縫工筋, sartorius m.), 두덩정강근(薄筋, gracilis m.), 장딴지근(腓腹筋, gastrocnemius m.)
 ② 신경: 두렁신경(伏在神經, saphenous n.), 정강신경(脛骨神經, tibial n.)
 ③ 혈관: 아래안쪽무릎동맥(內側下膝動脈, medial inferior genicular a.), 큰두렁정맥(大伏在靜脈, great saphenous v.), 무릎내림동맥(下行膝動脈, descending genicular a.)

(2) 委中(BL40)
 ① 근육: 오금근(膝窩筋, popliteal m.), 장딴지근의 안쪽갈래 및 가쪽갈래(腓腹筋의 內側頭 및 外側頭, medial head or lateral head of gastrocnemius m.), 장딴지빗근(足蹠筋, plantaris m.)
 ② 신경: 뒤넙다리피부신경(後大腿皮神經, posterior femoral cutaneous n.), 정강신경(脛骨神經, tibial n.)
 ③ 혈관: 오금동·정맥(膝窩動·靜脈, popliteal a. & v.)

2) 主治

 ① 요통, 배통(背痛), 슬통, 슬관절염, 하지통, 파행(跛行), 좌골신경통, 소아마비후유증, 통풍(痛風), 하지마목(下肢麻木)
 ② 소복통, 간장해(肝障害), 산기(疝氣)
 ③ 방광염, 배뇨장애, 유정(遺精), 음부소양, 월경장애(月經障碍), 유통(乳痛), 자궁탈수(子宮脫垂)
 ④ 곽란(霍亂), 토사(吐瀉)
 ⑤ 허한(虛汗), 도한(盜汗)

4) 鍼法

曲泉(LR8)에서 委中(BL40)까지 오금주름(popliteal crease)의 피하지방에 투자(透刺), 6cm 매선침으로 시술한다.

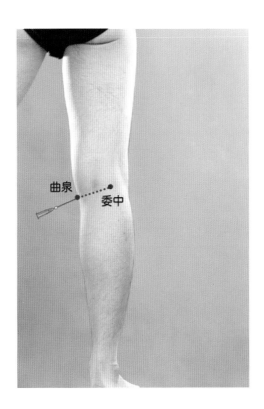

9. 委中 透 承山
(BL40 ⇒ BL57)

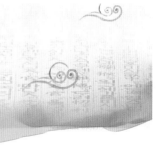

1) 取穴

(1) 承山(BL57) : 종아리 뒤쪽면, 장딴지근(gastrocnemius muscle)의 두 힘살들과 발꿈치힘줄(calcaneal tendon)이 연결되는 오목한 곳

(2) 承筋(BL56) : 종아리 뒤쪽면, 장딴지근(gastrocnemius muscle)의 두 힘살들 사이, 오금주름(popliteal crease)에서 먼쪽으로 5寸

(3) 合陽(BL55) : 종아리 뒤쪽면, 장딴지근(gastrocnemius muscle) 가쪽갈래와 안쪽갈래의 사이, 오금주름(popliteal crease)에서 먼쪽으로 2寸

(4) 委中(BL40) : 무릎 뒤쪽면, 오금주름(popliteal crease)의 가운데

2) 解剖

(1) 承山(BL57)

① 근육: 장딴지근(腓腹筋, gastrocnemius m.), 뒤정강근(後頸骨筋, tibialis posterior m.), 가자미근(soleus m.)

② 신경: 안쪽장딴지피부신경(內側腓腹皮神經, medial sural cutaneous n.), 깊은층에는 정강신경(脛骨神經, tibial n.)

③ 혈관: 뒤정강동·정맥(後脛骨動靜脈, posterior tibial a. & v.), 작은두렁정맥(小伏在靜脈, small saphenous v.)

(2) 承筋(BL56)

① 근육: 장딴지근(腓腹筋, gastrocnemius m.), 가자미근(soleus m.)

② 신경: 안쪽장딴지피부신경(內側腓腹皮神經, medial sural cutaneous n.), 깊은층에는 정강신경(脛骨神經, tibial n.)

③ 혈관: 뒤정강동·정맥(後脛骨動靜脈, posterior tibial a. & v.), 작은두렁정맥(小伏在靜脈, small saphenous v.)

(3) 合陽(BL55)

① 근육: 장딴지근(腓腹筋, gastrocnemius m.), 가자미근(넙치筋, soleus m.), 오금근(膝窩筋, popliteus m.)

② 신경: 안쪽장딴지피부신경(內側腓腹皮神經, medial sural cutaneous n.), 정강신경(脛骨神經, tibial n.)

③ 혈관: 뒤정강동·정맥(後脛骨動靜脈, posterior tibial a. & v.), 오금동·정맥(膝窩動·靜脈, popliteal a. & v.)

(4) 委中(BL40)

① 근육: 오금근(膝窩筋, popliteal m.), 장딴지근의 안쪽갈래 및 가쪽갈래(腓腹筋의 內側頭 및 外側頭, medial head or lateral head of gastrocnemius m.)

② 신경: 뒤넙다리피부신경(後大腿皮神經, posterior femoral cutaneous n.), 정강신경(脛骨神經, tibial n.)

③ 혈관: 오금동·정맥(膝窩動·靜脈, popliteal a. & v.)

3) 主治

① 요통, 배통(背痛), 슬통, 슬관절염, 하지통, 파행(跛行), 좌골신경통, 소아마비후유증, 통풍(痛風), 하퇴마목(下腿麻木), 하퇴냉감(下腿冷感), 장딴지근경련, 각기(脚氣)

② 방광염, 배뇨장애, 음부소양, 유통(乳痛), 유뇨(遺尿), 뇨저류(尿貯留)

③ 대하(帶下), 자궁내막염, 붕루, 산통(疝痛)

④ 곽란(霍亂), 토사(吐瀉), 고창(臌脹), 대변난(大便難)

⑤ 허한(虛汗), 도한(盜汗)

4) 鍼法

承山(BL57)에서 承筋(BL56), 合陽(BL55)을 통과하여 委中(BL40)까지 장딴지근(腓腹筋, gastrocnemius m.)의 피하지방층에 투자(透刺), 9cm 매선침으로 2회 연이어 시술한다.

매·선·투·침·요·법

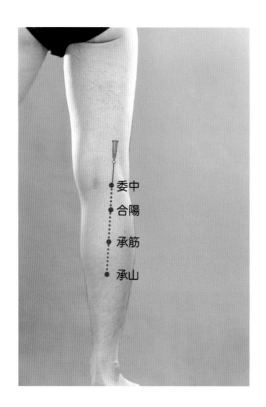

委中
合陽
承筋
承山

10. 內膝眼 透 外膝眼
(EX-LE5 ⇒ EX-LE5)

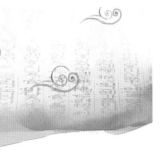

1) 取穴

(1) 膝眼(EX-LE5) : 무릎부위, 무릎뼈 아래모서리, 무릎인대(ligamentum patellae)의 양쪽 오목한 곳, 안쪽이 內膝眼, 가쪽이 外膝眼.

2) 解剖

(1) 膝眼(EX-LE5)
  ① 근육: 무릎인대(patellar lig.)
  ② 신경: 두렁신경의 무릎아래가지(伏在神經, infrapatellar br. of saphenous n.)
  ③ 혈관: 무릎그물(patellar network), 무릎정맥(膝靜脈, genicular v.)

3) 主治

  ① 각기(脚氣), 슬관절통, 슬관절 염좌, 통풍(痛風), 슬무력, 슬관절 굴신불리(屈伸不利)

4) 鍼法

內膝眼에서 外膝眼까지 혹은 外膝眼에서 內膝眼까지 무릎인대(膝蓋靭帶, patellar ligament)를 통과하여 투자(透刺), 4cm 매선침으로 시술한다.

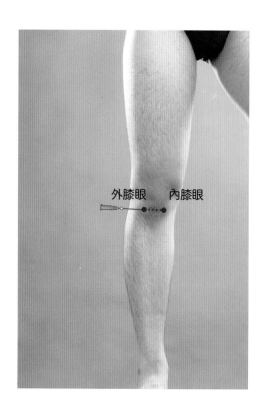

外膝眼　　內膝眼

11. 犢鼻 透 陽陵泉

(ST35 ⇒ GB34)

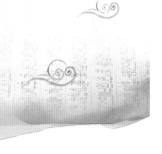

1) 取穴

(1) **犢鼻**(ST35) : 무릎 앞쪽면, 무릎인대(patellar ligament)의 가쪽 오목한 곳

(2) **陽陵泉**(GB34) : 종아리 종아리뼈쪽면, 종아리뼈 머리(head of the fibula)에서 앞면쪽(anterior and distal) 오목한 곳

2) 解剖

(1) **犢鼻**(ST35)

① 근육: 무릎인대(patellar lig.)

② 신경: 두렁신경의 무릎아래가지(伏在神經, infrapatellar br. of saphenous n.)

③ 혈관: 무릎그물(patellar network), 무릎정맥(膝靜脈, genicular v.)

(2) **陽陵泉**(GB34)

① 근육: 긴종아리근(長腓骨筋, peroneus longus m.), 긴발가락폄근(長趾伸筋, extensor digitorum longus m.)

② 신경: 온종아리신경(總腓骨神經, common peroneal n.)

③ 혈관: 뒤정강되돌이동맥(後脛骨反回動脈, posterior tibial recurrent a.), 작은두렁정맥(小伏在靜脈, small saphenous v.)

4) 主治

① 각기(脚氣), 슬관절통, 슬관절 염좌, 통풍(痛風), 슬무력, 슬관절 굴신불리(屈伸不利), 하지외측통, 좌골신경통, 근경련, 하지마비

② 간염, 담낭염, 흉협통(胸脇痛)

③ 급경풍(急驚風), 전간(癲癎)

④ 자궁출혈, 백대하(白帶下)

4) 鍼法

犢鼻(ST35)에서 陽陵泉(GB34)까지 피하지방층에 투자(透刺), 6cm 매선침으로 시술한다.

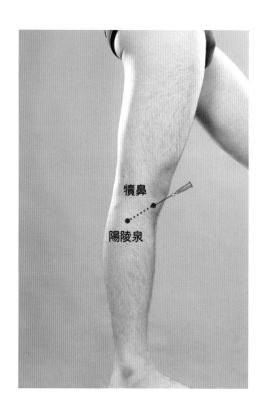

12. 陽陵泉 透 陰陵泉
(GB34 ⇒ SP9)

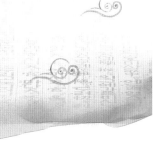

1) 取穴

(1) 陽陵泉(GB34) : 종아리 종아리뼈쪽면, 종아리뼈 머리(head of the fibula)에서 앞면쪽(anterior and distal) 오목한 곳

(2) 陰陵泉(SP9) : 종아리 정강뼈면, 정강뼈 안쪽관절융기 아래모서리와 정강뼈 안쪽모서리(medial border of the tibia) 사이의 오목한 곳

2) 解剖

(1) 陽陵泉(GB34)

① 근육: 긴종아리근(長腓骨筋, peroneus longus m.), 긴발가락폄근(長趾伸筋, extensor digitorum longus m.)

② 신경: 온종아리신경(總腓骨神經, common peroneal n.)

③ 혈관: 뒤정강되돌이동맥(後脛骨反回動脈, posterior tibial recurrent a.), 작은두렁정맥(小伏在靜脈, small saphenous v.)

(2) 陰陵泉(SP9)

① 근육: 장딴지근(腓腹筋, gastrocnemius m.), 반힘줄모양근(半腱樣筋, semitendinous m.)

② 신경: 두렁신경(伏在神經, saphenous n.), 깊은층에 정강신경(脛骨神經, tibial n.)

③ 혈관: 큰두렁정맥(大伏在靜脈, great saphenous v.), 뒤정강동·정맥(後脛骨動·靜脈, posterior tibial a. & v.), 무릎내림동맥의 두렁가지(下行膝動脈의 伏在枝, saphenous br. of descending genicular a.)

3) 主治

① 슬관절통, 좌골신경통, 내반족(內反足, clubfoot), 하지외측통, 하지마목(下肢麻木), 각기(脚氣), 슬관절염, 요통

② 두통, 불면, 고혈압, 흉협통(胸脇痛), 뇌졸중 후유증, 부정맥, 반신불수

③ 간염, 담낭염, 늑간신경통

④ 변비, 설사, 복만(腹滿)

⑤ 비뇨생식기질환, 양위(陽痿), 자궁경련, 자궁출혈, 백대하(白帶下), 음경통, 유정(遺精)

4) 鍼法

陽陵泉(GB34)에서 陰陵泉(SP9)까지 하퇴(下腿)를 관통하여 투자(透刺), 9cm 매선침으로 시술한다.

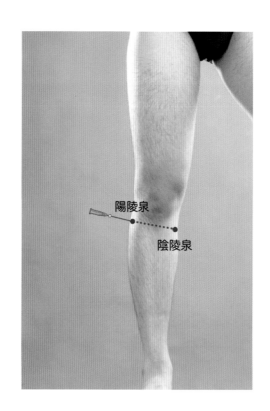

13. 陽陵泉 透 懸鍾
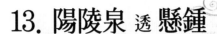
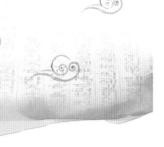

(GB34 ⇒ GB39)

1) 取穴

(1) 陽陵泉(GB34) : 종아리 종아리뼈쪽면, 종아리뼈 머리(head of the fibula)에서 앞면쪽(anterior and distal) 오목한 곳

(2) 外丘(GB36) : 종아리 종아리뼈쪽면, 종아리뼈(fibula) 앞쪽, 가쪽복사 융기(prominence of the lateral malleolus)에서 몸쪽으로 7寸

(3) 光明(GB37) : 종아리 종아리뼈쪽면, 종아리뼈(fibula) 앞쪽, 가쪽복사 융기(prominence of the lateral malleolus)에서 몸쪽으로 5寸

(4) 陽輔(GB38) : 종아리 종아리뼈쪽면, 종아리뼈(fibula) 앞쪽, 가쪽복사 융기(prominence of the lateral malleolus)에서 몸쪽으로 4寸

(5) 懸鍾(GB39) : 종아리 종아리뼈쪽면, 종아리뼈(fibula) 앞쪽, 가쪽복사 융기(prominence of the lateral malleolus)에서 몸쪽으로 3寸

2) 解剖

(1) 陽陵泉(GB34)

① 근육: 긴종아리근(長腓骨筋, peroneus longus m.), 긴발가락폄근(長趾伸筋, extensor digitorum longus m.)

② 신경: 온종아리신경(總腓骨神經, common peroneal n.)

③ 혈관: 뒤정강되돌이동맥(後脛骨反回動脈, posterior tibial recurrent a.), 작은두렁정맥(小伏在靜脈, small saphenous v.)

(2) 外丘(GB36)

① 근육: 긴종아리근(長腓骨筋, peroneus longus m.), 짧은종아리근(短腓骨筋, peroneus brevis m.), 긴발가락폄근(長趾伸筋, extensor digitorum longus m.), 긴엄지폄근(長拇趾伸筋, extensor hallucis longus m.)

② 신경: 얕은종아리신경(淺腓骨神經, superficial peroneal n.)

③ 혈관: 앞정강동 · 정맥(前脛骨動 · 靜脈, anterior tibial a. & v.)

(3) 光明(GB37)

  ① 근육: 긴발가락폄근(長趾伸筋, extensor digitorum longus m.), 긴엄지폄근(長拇趾伸筋, extensor hallucis longus m.), 짧은종아리근(短腓骨筋, peroneus brevis m.)

  ② 신경: 얕은종아리신경(淺腓骨神經, superficial peroneal n.), 깊은종아리신경(深腓骨神經, deep peroneal n.)

  ③ 혈관: 앞정강동·정맥(前脛骨動·靜脈, anterior tibial a. & v.)

(4) 陽輔(GB38)

  ① 근육: 긴발가락폄근(長趾伸筋, extensor digitorum longus m.), 긴엄지폄근(長拇趾伸筋, extensor hallucis longus m.), 짧은종아리근(短腓骨筋, peroneus brevis m.)

  ② 신경: 얕은종아리신경(淺腓骨神經, superficial peroneal n.), 깊은종아리신경(深腓骨神經, deep peroneal n.)

  ③ 혈관: 앞정강동·정맥(前脛骨動·靜脈, anterior tibial a. & v.)

(5) 懸鍾(GB39)

  ① 근육: 긴발가락폄근(長趾伸筋, extensor digitorum longus m.), 긴엄지폄근(長拇趾伸筋, extensor hallucis longus m.), 짧은종아리근(短腓骨筋, peroneus brevis m.), 긴종아리근(長腓骨筋, peroneus longus m.)

  ② 신경: 얕은종아리신경(淺腓骨神經, superficial peroneal n.), 깊은종아리신경(深腓骨神經, deep peroneal n.)

  ③ 혈관: 앞정강동·정맥(前脛骨動·靜脈, anterior tibial a. & v.)

3) 主治

  ① 슬관절염, 슬관절통, 하지마목(下肢麻木), 하지마비, 소아마비 후유증, 좌골신경통, 하지의 산통(酸痛), 각기(脚氣), 요통, 좌골신경통, 경항통(頸項痛), 낙침(落枕), 항강(項强)

  ② 반신불수, 고혈압, 편두통

  ③ 복부창만, 늑간신경통, 흉협통(胸脇痛), 흉막염, 후비(喉痺), 천식

  ④ 자궁출혈, 백대하(白帶下)

  ⑤ 안면신경마비, 안면부종

  ⑥ 정신질환, 전간(癲癎), 급경풍(急驚風), 정신질환

  ⑦ 결막염, 안통(眼痛), 야맹증, 안작열(眼灼熱)

4) 鍼法

陽陵泉(GB34)에서 外丘(GB36), 光明(GB37), 陽輔(GB38)를 통과하여 足少陽膽經을 따라 가쪽복사 위 3寸에 위치한 懸鍾(GB39)까지 투자(透刺), 9cm 매선침 3개를 연이어 시술한다.

▶ 參考

① 피하지방층을 따라 시술하며, 시술 길이가 긴 경우 침첨(鍼尖)이 심부를 향하거나 피부를 뚫고 나오지 않도록 주의한다.

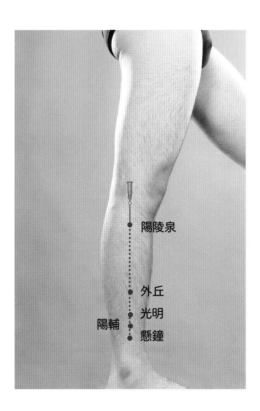

14. 足三里 透 下巨虛
(ST36 ⇒ ST39)

1) 取穴

(1) 足三里(ST36) : 종아리 앞쪽면, 犢鼻(ST35)와 解谿(ST41)를 연결하는 선 위, 犢鼻(ST35)에서 아래쪽으로 3寸

(2) 上巨虛(ST37) : 종아리 앞쪽면, 犢鼻(ST35)와 解谿(ST41)를 연결하는 선 위, 犢鼻(ST35)에서 아래쪽으로 6寸

(3) 條口(ST38) : 종아리 앞쪽면, 犢鼻(ST35)와 解谿(ST41)를 연결하는 선 위, 犢鼻(ST35)에서 아래쪽으로 8寸

(4) 下巨虛(ST39) : 종아리 앞쪽면, 犢鼻(ST35)와 解谿(ST41)의 연결선 위, 犢鼻(ST35)에서 아래로 9寸

2) 解剖

(1) 足三里(ST36)

① 근육: 앞정강근(前脛骨筋, tibialis anterior m.), 긴발가락폄근(長趾伸筋, extensor digitorum longus m.), 뒤정강근(後脛骨筋, tibialis posterior m.)

② 신경: 가쪽장딴지피부신경(外側腓腹皮神經, lateral sural cutaneous n.), 얕은종아리신경(淺腓骨神經, superficial peroneal n.), 깊은종아리신경(深腓骨神經, deep peroneal n.)

③ 혈관: 앞정강동·정맥(前脛骨動·靜脈, anterior tibial a. & v.)

(2) 上巨虛(ST37)

① 근육: 앞정강근(前脛骨筋, tibialis anterior m.), 긴발가락폄근(長趾伸筋, extensor digitorum longus m.), 뒤정강근(後脛骨筋, tibialis posterior m.)

② 신경: 가쪽장딴지피부신경(外側腓腹皮神經, lateral sural cutaneous n.), 얕은종아리신경(淺腓骨神經, superficial peroneal n.), 깊은종아리신경(深腓骨神經, deep peroneal n.)

③ 혈관: 앞정강동·정맥(前脛骨動·靜脈, anterior tibial a. & v.)

(3) 條口(ST38)

① 근육: 앞정강근(前脛骨筋, tibialis anterior m.), 긴발가락폄근(長趾伸筋, extensor digitorum longus m.), 긴엄지폄근(長拇趾伸筋, extensor hallucis longus m.)

② 신경: 얕은종아리신경(淺腓骨神經, superficial peroneal n.), 깊은종아리신경(深腓骨神經, deep peroneal n.)

③ 혈관: 앞정강동 · 정맥(前脛骨動 · 靜脈, anterior tibial a. & v.)

(4) 下巨虛(ST39)

① 근육: 앞정강근(前脛骨筋, tibialis anterior m.), 긴발가락폄근(長趾伸筋, extensor digitorum longus m.), 긴엄지폄근(長拇趾伸筋, extensor hallucis longus m.), 뒤정강근(後脛骨筋, tibialis posterior m.)

② 신경: 얕은종아리신경(淺腓骨神經, superficial peroneal n.), 깊은종아리신경의 근육가지(深腓骨神經의 筋枝, deep peroneal n.)

③ 혈관: 앞정강동 · 정맥(前脛骨動 · 靜脈, anterior tibial a. & v.)

3) 主治

① 비위질환, 장경련, 기창(氣脹), 위염, 장염, 충수염, 복통, 식욕부진, 소화장애, 변비, 위완통, 음식불하(飲食不下), 애기(噯氣), 황달, 곽란(霍亂), 설사

② 편두통, 현훈, 중풍, 고혈압

③ 하지마비, 슬관절통, 슬무력, 하지통, 좌골신경통, 요통, 족불거(足不擧), 하지부종

④ 월경부조, 산후혈훈(産後血暈), 대하(帶下), 오저(惡阻), 유통(乳痛), 자간(子癎)

4) 鍼法

足三里(ST36)에서 앞정강근(前脛骨筋, tibialis anterior m.) 뒤모서리와 긴발가락폄근힘줄(長趾伸筋腱, tendon of extensor digitorum longus m.)을 따라 上巨虛(ST37), 條口(ST38)를 통과하여 足三里(ST36) 하방 6寸의 下巨虛(ST39)까지 투자(透刺), 12cm 매선침으로 시술한다.

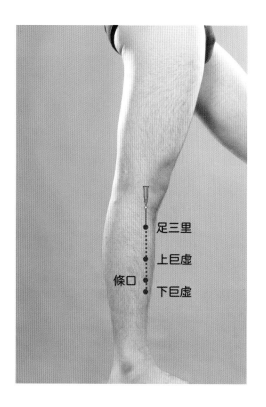

足三里
上巨虛
條口 下巨虛

15. 足三里 透 承山
(ST36 ⇒ BL57)

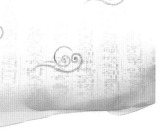

1) 取穴

(1) 足三里(ST36) : 종아리 앞쪽면, 犢鼻(ST35)와 解谿(ST41)를 연결하는 선 위, 犢鼻(ST35)에서 아래쪽으로 3寸

(2) 承山(BL57) : 종아리 뒤쪽면, 장딴지근(gastrocnemius muscle)의 두 힘살들과 발꿈치힘줄(calcaneal tendon)이 연결되는 오목한 곳

2) 解剖

(1) 足三里(ST36)

① 근육: 앞정강근(前脛骨筋, tibialis anterior m.), 긴발가락폄근(長趾伸筋, extensor digitorum longus m.), 뒤정강근(後脛骨筋, tibialis posterior m.)

② 신경: 가쪽장딴지피부신경(外側腓腹皮神經, lateral sural cutaneous n.), 얕은종아리신경(淺腓骨神經, superficial peroneal n.), 깊은종아리신경(深腓骨神經, deep peroneal n.)

③ 혈관: 앞정강동·정맥(前脛骨動·靜脈, anterior tibial a. & v.)

(2) 承山(BL57)

① 근육: 장딴지근(腓腹筋, gastrocnemius m.), 뒤정강근(後頸骨筋, tibialis posterior m.), 가자미근(soleus m.)

② 신경: 안쪽장딴지피부신경(內側腓腹皮神經, medial sural cutaneous n.), 깊은층에는 정강신경(脛骨神經, tibial n.)

③ 혈관: 뒤정강동·정맥(後脛骨動靜脈, posterior tibial a. & v.), 작은두렁정맥(小伏在靜脈, small saphenous v.)

3) 主治

① 비위질환, 장경련, 기창(氣脹), 위염, 장염, 충수염, 복통, 식욕부진, 소화장애, 변비, 위완통, 음식불하(飮食不下), 애기(噯氣), 황달, 곽란(霍亂)

② 편두통, 현훈, 중풍, 고혈압

③ 하지마비, 슬관절통, 슬무력, 하지통, 좌골신경통, 요통, 각기(脚氣), 장딴지근경련, 전근(轉筋)

④ 월경부조, 산후혈훈(産後血暈), 대하(帶下), 오저(惡阻), 유통(乳痛), 자간(子癎)

4) 鍼法

足三里(ST36)에서 정강뼈(脛骨, tibia)와 종아리뼈(腓骨, fibula) 사이를 통과하여 承山(BL57)까지 투자(透刺), 12cm 매선침으로 시술한다.

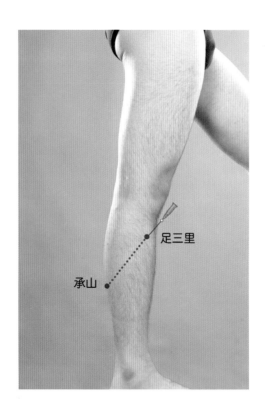

16. 條口 透 承山
(ST38 ⇒ BL57)

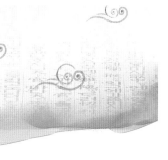

1) 取穴

(1) 條口(ST38) : 종아리 앞쪽면, 犢鼻(ST35)와 解谿(ST41)를 연결하는 선 위, 犢鼻(ST35)에서 아래쪽으로
    8寸

(2) 承山(BL57) : 종아리 뒤쪽면, 장딴지근(gastrocnemius muscle)의 두 힘살들과 발꿈치힘줄(calcaneal
    tendon)이 연결되는 오목한 곳

2) 解剖

(1) 條口(ST38)

　① 근육: 앞정강근(前脛骨筋, tibialis anterior m.), 긴발가락폄근(長趾伸筋, extensor digitorum longus
    m.), 긴엄지폄근(長拇趾伸筋, extensor hallucis longus m.)

　② 신경: 얕은종아리신경(淺腓骨神經, superficial peroneal n.), 깊은종아리신경(深腓骨神經, deep per-
    oneal n.)

　③ 혈관: 앞정강동 · 정맥(前脛骨動 · 靜脈, anterior tibial a. & v.)

(2) 承山(BL57)

　① 근육: 장딴지근(腓腹筋, gastrocnemius m.), 뒤정강근(後頸骨筋, tibialis posterior m.), 가자미근
    (soleus m.)

　② 신경: 안쪽장딴지피부신경(內側腓腹皮神經, medial sural cutaneous n.), 깊은층에는 정강신경(脛骨
    神經, tibial n.)

　③ 혈관: 뒤정강동 · 정맥(後脛骨動靜脈, posterior tibial a. & v.), 작은두렁정맥(小伏在靜脈, small
    saphenous v.)

3) 主治

　① 각기(脚氣), 장딴지근경련, 요배퇴산중(腰背腿酸重), 슬관절통, 슬종창(膝腫脹), 족종창(足腫脹), 견
    관절주위염, 좌골신경통, 요통, 하지마비, 족저발열(足底發熱)

　② 치질, 탈항, 변비, 곽란(霍亂), 위염, 장염

③ 편마비, 반신불수, 고혈압

4) 鍼法

條口(ST38)에서 정강뼈(脛骨, tibia)와 종아리뼈(腓骨, fibula) 사이를 통과하여 장딴지근(腓腹筋, gas-trocnemius m.)의 承山(BL57)까지 투자(透刺), 9cm 매선침으로 시술한다.

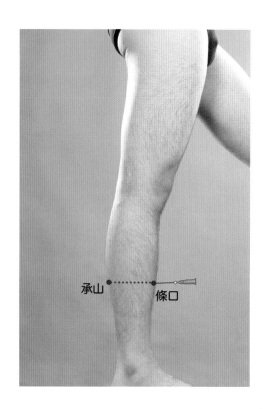

17. 飛揚 透 僕參
(BL58 ⇒ BL61)

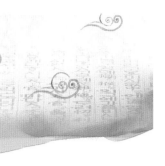

1) 取穴

(1) 飛揚(BL58) : 종아리 뒤가쪽면, 장딴지근(gastroc- nemius m.) 가쪽갈래의 아래모서리와 발꿈치힘줄 (calcaneal tendon)의 사이, 崑崙(BL60)에서 몸쪽으로 7寸과 같은 높이

(2) 跗陽(BL59) : 종아리 뒤가쪽면, 종아리뼈(fibula)와 발꿈치힘줄(calcaneal tendon)의 사이, 崑崙(BL60) 에서 몸쪽으로 3寸

(3) 崑崙(BL60) : 발목 뒤가쪽면, 가쪽복사 융기(prominence of the lateral malleolus)와 발꿈치힘줄(cal- caneal tendon) 사이의 오목한 곳

(4) 僕參(BL61) : 발 가쪽면, 발꿈치뼈(calcaneus)의 가쪽, 崑崙(BL60)에서 먼쪽, 赤白肉際

2) 解剖

(1) 飛揚(BL58)

　① 근육: 장딴지근의 가쪽갈래(腓腹筋의 外側頭, lateral head of gastrocnemius m.), 가자미근(soleus m.), 긴엄지굽힘근(長拇趾屈筋, flexor hallucis longus m.)

　② 신경: 가쪽장딴지피부신경(外側腓腹皮神經, lateral sural cutaneous n.)

　③ 혈관: 종아리동·정맥(腓骨動·靜脈, peroneal a. & v.), 작은두렁정맥(小伏在靜脈, small saphenous v.)

(2) 跗陽(BL59)

　① 근육: 종아리세갈래근(下腿三頭筋, triceps surae m.), 짧은종아리근(短腓骨筋, peroneus brevis m.), 긴엄지굽힘근(長拇指屈筋, flexor hallucis longus m.)

　② 신경: 가쪽장딴지피부신경(外側腓腹皮神經, lateral sural cutaneous n.), 장딴지신경(腓腹神經, sural n.)

　③ 혈관: 종아리동·정맥(腓骨動·靜脈, peroneal a. & v.), 작은두렁정맥(小伏在靜脈, small saphenous v.)

(3) 崑崙(BL60)

　① 근육: 아킬레스힘줄(踵骨腱, calcaneal tendon, Achilles tendon), 짧은종아리근(短腓骨筋, peroneus brevis m.)

　② 신경: 가쪽장딴지피부신경(外側腓腹皮神經, lateral sural cutaneous n.)

　③ 혈관: 종아리동·정맥(腓骨動·靜脈, peroneal a. & v.), 작은두렁정맥(小伏在靜脈, small saphenous v.)

(4) 僕參(BL61)

  ① 근육: 발꿈치힘줄(踵骨腱, calcaneal tendon, Achilles tendon)

  ② 신경: 장딴지신경의 가쪽발꿈치가지(腓腹神經의 外側踵骨枝, lateral calcaneal br. of sural n.)

  ③ 혈관: 종아리동·정맥(腓骨動·靜脈, peroneal a. & v.), 작은두렁정맥(小伏在靜脈, small saphenous v.)

3) 主治

  ① 두통, 두중(頭重), 고혈압, 현훈

  ② 요통, 좌골신경통, 요배신경통, 선골통(仙骨痛), 하지마비, 족관절통, 각기(脚氣), 슬관절통, 족근통, 장딴지근경련, 다발성 신경염, 내반족(內反足, clubfoot)

  ③ 변비, 치질, 치핵(痔核), 유뇨, 뇨저류

  ④ 안통(眼痛), 비뉵(鼻衄), 비색(鼻塞), 이통(耳痛)

  ⑤ 중풍편마비

  ⑥ 생리통, 월경부조, 백대하(白帶下), 난산, 음부종통(陰部腫痛), 포의불하(胞衣不下)

  ⑦ 전간(癲癎), 각종 정신병

4) 鍼法

  飛揚(BL58)에 자침하여 跗陽(BL59), 崑崙(BL60)을 통과하여 僕參(BL61)까지 피하지방층에 투자(透刺), 9cm 매선침으로 2회 연이어 시술한다.

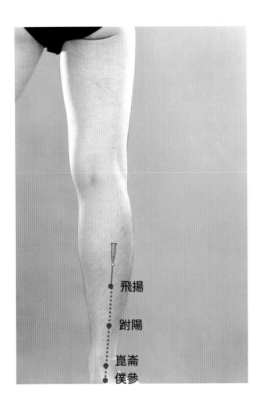

飛揚

跗陽

崑崙

僕參

18. 光明 透 三陰交
(GB37 ⇒ SP6)

1) 取穴

(1) 光明(GB37) : 종아리 종아리뼈쪽면, 종아리뼈(fibula) 앞쪽, 가쪽복사 융기(prominence of the lateral malleolus)에서 몸쪽으로 5寸

(2) 三陰交(SP6) : 종아리 정강뼈면, 정강뼈 안쪽모서리(medial border of the tibia) 뒤쪽, 안쪽복사 융기(prominence of the medial malleolus)에서 위쪽으로 3寸

2) 解剖

(1) 光明(GB37)

① 근육: 긴발가락폄근(長趾伸筋, extensor digitorum longus m.), 긴엄지폄근(長拇趾伸筋, extensor hallucis longus m.), 짧은종아리근(短腓骨筋, peroneus brevis m.)

② 신경: 얕은종아리신경(淺腓骨神經, superficial peroneal n.), 깊은종아리신경(深腓骨神經, deep peroneal n.)

③ 혈관: 앞정강동·정맥(前脛骨動·靜脈, anterior tibial a. & v.)

(2) 三陰交(SP6)

① 근육: 가자미근(soleus m.), 긴발가락굽힘근(長趾屈筋, flexor digitorum longus m.), 뒤정강근(後脛骨筋, tibialis posterior m.)

② 신경: 두렁신경의 안쪽종아리피부가지(伏在神經의 內側下腿皮枝, medial cutaneous br. of the leg of saphenous n.), 깊은층에 정강신경(脛骨神經, tibial n.)

③ 혈관: 큰두렁정맥(大伏在靜脈, great saphenous v.), 뒤정강동·정맥(後脛骨動·靜脈, posterior tibial a. & v.)

3) 主治

① 남녀생식기질환, 양위(陽痿), 월경부조, 백대하(白帶下), 불잉(不孕), 유정(遺精), 산후혈훈(産後血暈), 혈붕(血崩), 포의불하(胞衣不下), 음경통(陰莖痛), 융폐(癃閉), 통경(痛經)

② 불안, 불면, 경계(驚悸), 정충(怔忡), 신경쇠약

③ 슬관절통, 각기(脚氣), 하퇴통, 사지불거(四肢不擧), 하퇴마목(下腿麻木), 하지 운동장애 및 동통

④ 안질환(眼疾患), 결막염, 야맹증

4) 鍼法

光明(GB37)에서 안쪽복사 위 3寸의 三陰交(SP6)까지 하퇴(下腿)를 관통하여 투자(透刺), 9cm 매선침으로 시술한다.

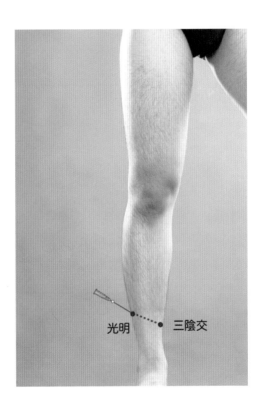

19. 懸鐘 透 三陰交

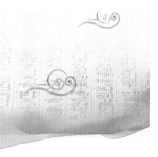

(GB39 ⇒ SP6)

1) 取穴

(1) 懸鍾(GB39) : 종아리 종아리뼈쪽면, 종아리뼈(fibula) 앞쪽, 가쪽복사 융기(prominence of the lateral malleolus)에서 몸쪽으로 3寸

(2) 三陰交(SP6) : 종아리 정강뼈면, 정강뼈 안쪽모서리(medial border of the tibia) 뒤쪽, 안쪽복사 융기(prominence of the medial malleolus)에서 위쪽으로 3寸

2) 解剖

(1) 懸鍾(GB39)

① 근육: 긴발가락폄근(長趾伸筋, extensor digitorum longus m.), 긴엄지폄근(長拇趾伸筋, extensor hallucis longus m.), 짧은종아리근(短腓骨筋, peroneus brevis m.), 긴종아리근(長腓骨筋, peroneus longus m.)

② 신경: 얕은종아리신경(淺腓骨神經, superficial peroneal n.), 깊은종아리신경(深腓骨神經, deep peroneal n.)

③ 혈관: 앞정강동 · 정맥(前脛骨動 · 靜脈, anterior tibial a. & v.)

(2) 三陰交(SP6)

① 근육: 가자미근(soleus m.), 긴발가락굽힘근(長趾屈筋, flexor digitorum longus m.)

② 신경: 두렁신경의 안쪽종아리피부가지(伏在神經의 內側下腿皮枝, medial cutaneous br. of the leg of saphenous n.), 깊은층에 정강신경(脛骨神經, tibial n.)

③ 혈관: 큰두렁정맥(大伏在靜脈, great saphenous v.), 뒤정강동 · 정맥(後脛骨動 · 靜脈, posterior tibial a. & v.)

3) 主治

① 남녀생식기질환, 양위(陽痿), 월경부조, 백대하(白帶下), 불잉(不孕), 유정(遺精), 산후혈훈(産後血暈), 혈붕(血崩), 포의불하(胞衣不下), 음경통(陰莖痛), 융폐(癃閉), 통경(痛經)

② 치창, 신염(腎炎), 장염(腸炎)

③ 불안, 불면, 경계(驚悸), 정충(怔忡), 신경쇠약

④ 슬관절통, 각기(脚氣), 하퇴통, 사지불거(四肢不舉), 하퇴마목(下腿麻木), 하지 운동장애 및 동통, 내반족(內反足, clubfoot), 슬관절 및 복사뼈, 주위 연조직과 관련된 질환

⑤ 협통(脇痛), 경항통(頸項痛), 낙침(落枕)

⑥ 고혈압, 반신불수

4) 鍼法

懸鍾(GB39)에서 三陰交(SP6)까지 하퇴(下腿)를 관통하여 투자(透刺), 6cm 매선침으로 시술한다.

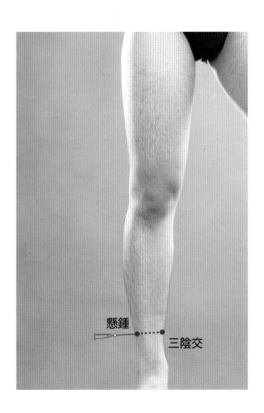

20. 三陰交 透 太谿
(SP6 ⇒ KI3)

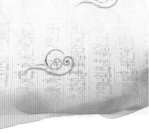

1) 取穴

(1) 三陰交(SP6) : 종아리 정강뼈면, 정강뼈 안쪽모서리(medial border of the tibia) 뒤쪽, 안쪽복사 융기 (prominence of the medial malleolus)에서 위쪽으로 3寸

(2) 太谿(KI3) : 발목 뒤안쪽면, 안쪽복사 융기(prominence of the medial malleolus)와 발꿈치힘줄(cal-caneal tendon) 사이의 오목한 곳

2) 解剖

(1) 三陰交(SP6)
① 근육: 가자미근(soleus m.), 긴발가락굽힘근(長趾屈筋, flexor digitorum longus m.), 뒤정강근(後脛 骨筋, tibialis posterior m.)
② 신경: 두렁신경의 안쪽종아리피부가지(伏在神經의 內側下腿皮枝, medial cutaneous br. of the leg of saphenous n.), 깊은층에 정강신경(脛骨神經, tibial n.)
③ 혈관: 큰두렁정맥(大伏在靜脈, great saphenous v.), 뒤정강동·정맥(後脛骨動·靜脈, posterior tibial a. & v.)

(2) 太谿(KI3)
① 근육: 긴엄지굽힘근(長拇趾屈筋, flexor hallucis longus m.), 긴발가락굽힘근(長趾屈筋, flexor digito-rum longus m.)
② 신경: 정강신경(脛骨神經, tibial n.), 두렁신경(伏在神經, saphenous n.)
③ 혈관: 뒤정강동·정맥(後脛骨動·靜脈, posterior tibial a. & v.), 큰두렁정맥(大伏在靜脈, great saphenous v.)

3) 主治

① 남녀생식기질환(男女生殖器疾患), 양위(陽痿), 월경부조, 자궁출혈, 백대하(白帶下), 불잉(不孕), 유 정(遺精), 산후혈훈(産後血暈), 혈붕(血崩), 포의불하(胞衣不下), 음경통(陰莖痛), 융폐(癃閉), 통경 (痛經), 신하수(腎下垂)

② 불안, 불면, 경계(驚悸), 정충(怔忡), 신경쇠약

③ 슬관절통, 각기(脚氣), 하퇴통, 사지불거(四肢不擧), 하퇴마목(下腿麻木), 하지 운동장애 및 동통, 요통, 족근통

④ 기관지염, 인후염, 구내염, 치통, 인종(咽腫), 토혈(吐血)

4) 鍼法

三陰交(SP6)에서 정강뼈(脛骨, tibia) 뒤모서리를 따라 안쪽복사와 발꿈치힘줄(踵骨腱, calcaneal ten-don) 사이의 太谿(KI3)까지 투자(透刺), 6cm 매선침으로 시술한다.

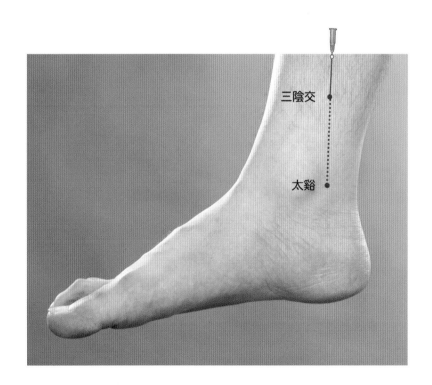

21. 復溜 透 水泉
(KI7 ⇒ KI5)

1) 取穴

(1) **復溜(KI7)** : 종아리 뒤안쪽면, 발꿈치힘줄(calcaneal tendon) 앞쪽, 안쪽복사 융기(prominence of the medial malleolus)에서 위쪽으로 2寸

(2) **太谿(KI3)** : 발목 뒤안쪽면, 안쪽복사 융기(prominence of the medial malleolus)와 발꿈치힘줄(calcaneal tendon) 사이의 오목한 곳

(3) **水泉(KI5)** : 발 안쪽면, 太谿(KI3)에서 아래쪽으로 1寸, 발꿈치뼈융기(calcaneal tuberosity) 앞쪽 오목한 곳

2) 解剖

(1) **復溜(KI7)**
  ① 근육: 긴엄지굽힘근(長拇趾屈筋, flexor hallucis longus m.), 발꿈치힘줄(踵骨腱, Achilles tendon)
  ② 신경: 정강신경(脛骨神經, tibial n.), 두렁신경(伏在神經, saphenous n.)
  ③ 혈관: 뒤정강동·정맥(後脛骨動·靜脈, posterior tibial a. & v.), 큰두렁정맥(大伏在靜脈, great saphenous v.)

(2) **太谿(KI3)**
  ① 근육: 긴엄지굽힘근(長拇趾屈筋, flexor hallucis longus m.), 긴발가락굽힘근(長趾屈筋, flexor digitorum longus m.)
  ② 신경: 정강신경(脛骨神經, tibial n.), 두렁신경(伏在神經, saphenous n.)
  ③ 혈관: 뒤정강동·정맥(後脛骨動·靜脈, posterior tibial a. & v.), 큰두렁정맥(大伏在靜脈, great saphenous v.)

(3) **水泉(KI5)**
  ① 근육: 긴엄지굽힘근(長拇趾屈筋, flexor hallucis longus m.)
  ② 신경: 정강신경의 안쪽발꿈치가지(脛骨神經의 內側踵骨枝, medial calcaneal brs of tibial n.), 두렁신경(伏在神經, saphenous n.)
  ③ 혈관: 뒤정강동·정맥(後脛骨動·靜脈, posterior tibial a. & v.), 큰두렁정맥(大伏在靜脈, great saphenous v.)

3) 主治

① 신염, 요도염, 야뇨증, 뇨저류, 부종, 방광염, 다한증, 도한(盜汗), 한출부지(汗出不止)

② 고환염, 백대하(白帶下), 자궁출혈, 유정(遺精), 월경부지(月經不止), 통경(痛經), 경폐(經閉)

③ 외반족(外反足), 각기(脚氣), 족마비, 족위(足痿), 족한(足寒), 족근통

④ 요통, 좌골신경통, 각통, 하지마비

⑤ 기관지염, 인후염, 구내염, 이명, 천식, 치통

4) 鍼法

　　復溜(KI7)에서 太谿(KI3)를 통과하여 水泉(KI5)까지 피하지방층을 따라 투자(透刺), 9cm 매선침으로 시술한다. 혹은 水泉(KI5), 太谿(KI3), 復溜(KI7)를 지나는 선을 따라 진침(進鍼)할 수도 있다.

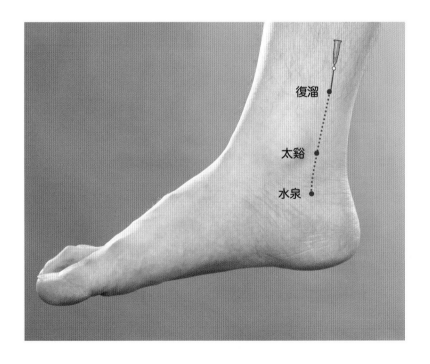

22. 崑崙 透 太谿
(BL60 ⇒ KI3)

1) 取穴

(1) 崑崙(BL60) : 발목 뒤가쪽면, 가쪽복사 융기(prominence of the lateral malleolus)와 발꿈치힘줄(cal-caneal tendon) 사이의 오목한 곳

(2) 太谿(KI3) : 발목 뒤안쪽면, 안쪽복사 융기(prominence of the medial malleolus)와 발꿈치힘줄(cal-caneal tendon) 사이의 오목한 곳

2) 解剖

(1) 崑崙(BL60)
  ① 근육: 아킬레스힘줄(踵骨腱, calcaneal tendon, Achilles tendon), 짧은종아리근(短腓骨筋, peroneus brevis m.)
  ② 신경: 가쪽장딴지피부신경(外側腓腹皮神經, lateral sural cutaneous n.)
  ③ 혈관: 종아리동·정맥(腓骨動·靜脈, peroneal a. & v.), 작은두렁정맥(小伏在靜脈, small saphenous v.)

(2) 太谿(KI3)
  ① 근육: 긴엄지굽힘근(長拇趾屈筋, flexor hallucis longus m.)
  ② 신경: 정강신경(脛骨神經, tibial n.), 두렁신경(伏在神經, saphenous n.)
  ③ 혈관: 뒤정강동·정맥(後脛骨動·靜脈, posterior tibial a. & v.), 큰두렁정맥(大伏在靜脈, great saphenous v.)

3) 主治

  ① 요통, 요배통(腰背痛), 좌골신경통, 족근통, 하지마비, 족관절통, 족관절염좌, 족하수(足下垂), 슬관절염
  ② 후두통(後頭痛), 경항강통(頸項强痛), 고혈압, 편두통
  ③ 기관지염, 비뉵(鼻衄), 천식, 이통(耳痛), 이명, 구내염, 치통, 인종(咽腫)
  ④ 신염, 방광염, 월경부조, 자궁질환

4) 鍼法

崑崙(BL60)에서 太谿(KI3)까지 발꿈치힘줄(踵骨腱, calcaneal tendon)을 관통하여 투자(透刺), 3cm 매선침으로 시술한다.

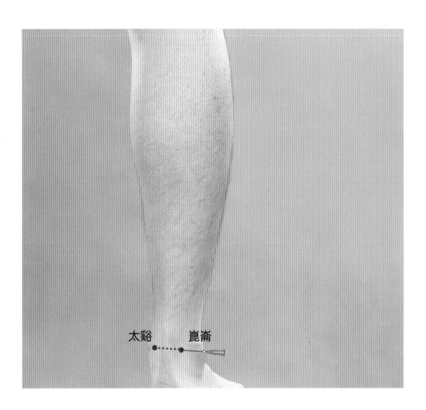

23. 水泉 透 太白, 照海 透 太白
(KI5 ⇒ SP3),　　　　(KI6 ⇒ SP3)

1) 取穴

(1) 水泉(KI5) : 발 안쪽면, 太谿(KI3)에서 아래쪽으로 1寸, 발꿈치뼈융기(calcaneal tuberosity) 앞쪽 오목한 곳

(2) 照海(KI6) : 발 안쪽면, 안쪽복사 융기(prominence of the medial malleolus)에서 아래쪽으로 1寸, 안쪽 복사 아래쪽 오목한 곳

(3) 然谷(KI2) : 발 안쪽면, 발배뼈거친면(tuberosity of the navicular bone) 아래쪽, 赤白肉際

(4) 公孫(SP4) : 발 안쪽면, 첫째 발허리뼈바닥(base of the 1st metatarsal bone)의 아래앞쪽, 赤白肉際

(5) 太白(SP3) : 발 안쪽면, 첫째 발허리발가락관절(the 1st metatarsophalangeal joint) 몸쪽 오목한 곳, 赤白肉際

2) 解剖

(1) 水泉(KI5)

　① 근육: 긴엄지굽힘근(長拇趾屈筋, flexor hallucis longus m.)

　② 신경: 정강신경의 안쪽발꿈치가지(脛骨神經의 內側踵骨枝, medial calcaneal brs of tibial n.), 두렁신경(伏在神經, saphenous n.)

　③ 혈관: 뒤정강동·정맥(後脛骨動·靜脈, posterior tibial a. & v.), 큰두렁정맥(大伏在靜脈, great saphenous v.)

(2) 照海(KI6)

　① 근육: 긴발가락굽힘근(長趾屈筋, flexor digitorum longus m.), 뒤정강근(後脛骨筋, tibialis posterior m.)

　② 신경: 정강신경의 안쪽발꿈치가지(脛骨神經의 內側踵骨枝, medial calcaneal brs of tibial n.), 두렁신경(伏在神經, saphenous n.)

　③ 혈관: 뒤정강동·정맥(後脛骨動·靜脈, posterior tibial a. & v.), 큰두렁정맥(大伏在靜脈, great saphenous v.)

(3) 然谷(KI2)

　① 근육: 엄지벌림근(拇趾外轉筋, abductor hallucis m.), 긴엄지굽힘근(長拇趾屈筋, flexor hallucis longus m.)

② 신경: 안쪽발바닥신경(內側足蹠神經, medial plantar n.)

③ 혈관: 큰두렁정맥(大伏在靜脈, great saphenous v.), 안쪽발바닥동맥의 얕은가지(superficial br. of medial plantar a.), 안쪽발목동맥(medial tarsal a.)

(4) 公孫(SP4)

① 근육: 엄지벌림근(拇趾外轉筋, abductor hallucis m.)

② 신경: 두렁신경의 가지(伏在神經의 枝, br. of saphenous n.), 얕은종아리신경의 가지(淺腓骨神經의 枝, br. of superficial peroneal n.), 고유바닥쪽발가락신경(固有跖側趾神經, proper plantar digital n.)

③ 혈관: 안쪽발바닥동맥의 얕은가지(內側足跖動脈의 淺枝, superficial br. of medial plantar a.), 안쪽발목동맥의 가지(內側足根動脈의 枝, br. of medial tarsal a.), 등쪽발허리정맥(背側中足靜脈, dorsal metatarsal v.)

(5) 太白(SP3)

① 근육: 엄지벌림근(拇趾外轉筋, abductor hallucis m.), 짧은엄지굽힘근(短拇趾屈筋, flexor hallucis brevis m.)

② 신경: 두렁신경의 가지(伏在神經의 枝, br. of saphenous n.), 얕은종아리신경의 가지(淺腓骨神經의 枝, br. of superficial peroneal n.), 고유바닥쪽발가락신경(固有跖側趾神經, proper plantar digital n.)

③ 혈관: 안쪽발바닥동맥의 얕은가지(內側足跖動脈의 淺枝, superficial br. of medial plantar a.), 안쪽발목동맥의 가지(內側足根動脈의 枝, br. of medial tarsal a.), 등쪽발허리정맥(背側中足靜脈, dorsal metatarsal v.)

3) 主治

① 위염, 위경련, 위통, 복통, 장명(腸鳴), 고창(臌脹), 비적(痞積), 황달, 식욕부진, 구토, 설사, 변비, 복창, 심통

② 자궁내막염, 유정(遺精), 음양(陰痒), 음정(陰挺), 월경부조, 무월경, 통경(痛經), 고환염, 방광염, 배뇨곤란, 빈뇨(頻尿)

③ 고혈압, 자한(自汗), 도한(盜汗), 당뇨

④ 요통, 하지통, 족통, 족관절통, 족지통, 복사뼈 관절통증, 다리 부종, 외반족(外反足), 슬관절염, 족종(足腫)

⑤ 인후종통, 편도염, 인후염

⑥ 정신질환, 불안, 불면, 전간(癲癇)

4) 鍼法

水泉(KI5)에서 然谷(KI2), 公孫(SP4)을 거쳐 太白(SP3)까지, 또는 照海(KI6)에서 然谷(KI2), 公孫(SP4)을 거쳐 太白(SP3)까지 피하지방층에 투자(透刺), 6cm 매선침으로 2회 연이어 시술한다.

▶ 參考

① 정신질환, 불안, 불면, 전간(癲癇)에는 照海(KI6) ⇒ 太白(SP3) 방향으로 진침(進鍼)한다

② 족관절통, 족통(足痛) 등에는 水泉(KI5)에서 照海(KI6)를 거쳐 解谿(ST41) 방향으로 시술하기도 한다.

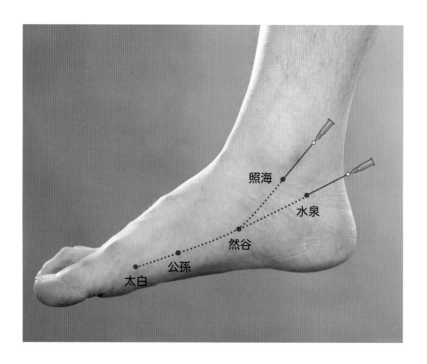

24. 太衝 透 行間
(LR3 ⇒ LR2)

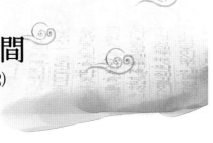

1) 取穴

(1) 太衝(LR3) : 발등, 첫째와 둘째 발허리뼈(the 1st and 2nd metatarsal bones) 사이, 두 발허리뼈의 바닥
연접부에서 먼쪽 오목한 곳, 발등동맥(dorsalis pedis artery)이 뛰는 곳

(2) 行間(LR2) : 발등, 첫째와 둘째 발가락(the 1st and 2nd toes) 사이, 발샅 가장자리(web margin)에서 몸
쪽, 赤白肉際

2) 解剖

(1) 太衝(LR3)

　① 근육: 긴엄지폄근(長拇趾 伸筋, extensor hallucis longus m.), 짧은엄지폄근(短拇趾 伸筋, extensor
hallucis brevis m.), 등쪽뼈사이근(背側骨間筋, dorsal interosseous m.)

　② 신경: 등쪽발가락신경(足背趾神經, dorsal digital n. of foot)

　③ 혈관: 등쪽발허리동맥(背側中足動脈, dorsal metatarsal a.), 발등정맥활(足背靜脈弓, dorsal venous
arch of foot)

(2) 行間(LR2)

　① 근육: 등쪽뼈사이근(背側骨間筋, dorsal interosseous m.)

　② 신경: 등쪽발가락신경(足背趾神經, dorsal digital n. of foot)

　③ 혈관: 등쪽발가락동 · 정맥(背側趾動 · 靜脈, dorsal digital a. & v.)

3) 主治

　① 간기능장애, 간종대, 황달, 복창(腹脹), 고창(臌脹), 애역(呃逆), 장산통(腸疝痛), 소복통(小腹痛), 충
수돌기염, 소화불량, 설사

　② 월경통, 자궁염, 고환염, 음경통, 통경(痛經), 대하(帶下), 자궁출혈

　③ 두통, 불면, 현훈, 정신분열증

　④ 안면신경마비, 두통

　⑤ 목적통(目赤痛), 비염, 비색(鼻塞), 이명, 인후곤란(咽喉困難)

4) 鍼法

太衝(LR3)에서 行間(LR2)까지 피하지방층에 투자(透刺), 3cm 매선침으로 시술한다.

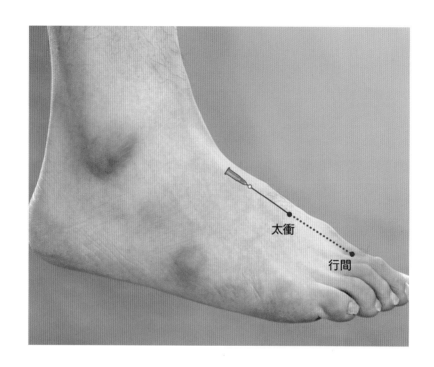

25. 太衝 透 湧泉
(LR3 ⇒ KI1)

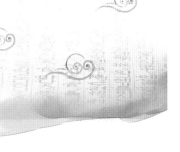

1) 取穴

(1) 太衝(LR3) : 발등, 첫째와 둘째 발허리뼈(the 1st and 2nd metatarsal bones) 사이, 두 발허리뼈의 바닥 연접부에서 먼쪽 오목한 곳, 발등동맥(dorsalis pedis artery)이 뛰는 곳

(2) 湧泉(KI1) : 발바닥, 발가락을 굽혔을 때, 발바닥의 가장 오목한 곳

2) 解剖

(1) 太衝(LR3)

　① 근육: 긴엄지폄근(長拇趾伸筋, extensor hallucis longus m.), 짧은엄지폄근(短拇趾伸筋, extensor hallucis brevis m.), 등쪽뼈사이근(背側骨間筋, dorsal interosseous m.)

　② 신경: 등쪽발가락신경(足背趾神經, dorsal digital n. of foot)

　③ 혈관: 등쪽발허리동맥(背側中足動脈, dorsal metatarsal a.), 발등정맥활(足背靜脈弓, dorsal venous arch of foot)

(2) 湧泉(KI1)

　① 근육: 발바닥널힘줄(足蹠腱膜, plantar aponeurosis), 짧은발가락굽힘근(短趾屈筋, flexor digitorum brevis m.), 긴발가락굽힘근(長趾屈筋, flexor digitorum longus m.), 벌레근(蟲樣筋, lumbricales pedis m.), 엄지모음근의 빗갈래(拇趾內轉筋의 斜頭, oblique head of adductor hallucis m.)

　② 신경: 온바닥쪽발가락신경(總蹠側趾神經, common plantar digital n.), 가쪽발바닥신경의 깊은가지 (外側足蹠神經, deep br. of lateral plantar n.)

　③ 혈관: 안쪽발바닥동맥의 깊은가지(內側足蹠動脈의 深枝, deep br. of medial plantar a.), 발바닥정맥 그물(足蹠靜脈網, plantar venous network)

3) 主治

　① 간기능장애, 간종대, 황달, 당설(溏泄), 장염(腸炎), 복창(腹脹), 고창(臌脹), 애역(呃逆), 장산통(腸疝痛), 소복통(小腹痛), 충수돌기염, 소화불량, 설사, 관격(關格)

　② 실신, 협심증, 뇌출혈(腦出血), shock, 훈궐(暈厥), 중서(中暑), 실음(失音), 경련발작(痙攣發作), 고혈압

③ 월경통, 자궁염, 고환염, 음경통, 통경(痛經), 대하(帶下), 자궁출혈

④ 두통, 현훈, 불면

⑤ 안면신경마비, 두통, 면색창백(面色蒼白)

⑥ 목적통(目赤痛), 비염, 비색(鼻塞), 이명, 인후곤란(咽喉困難)

⑦ 두항강통(頭項强痛), 족지통, 족지운동장애, 족내과통, 족심열(足心熱)

4) 鍼法

太衝(LR3)에서 첫째발가락과 둘째발가락 사이를 지나 발바닥의 湧泉(KI1)까지 투자(透刺), 6cm 매선침으로 시술한다.

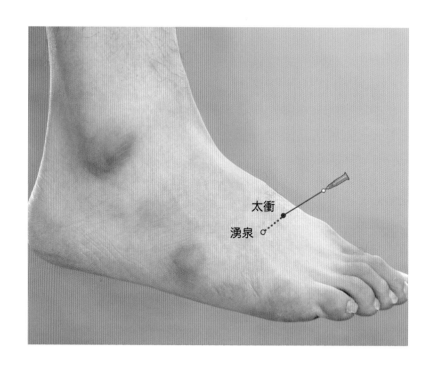

26. 足前四白 透 足後四白

(Jokjeonsabaek; extra point ⇒ Jokhusabaek; extra point)

1) 取穴

(1) 足後四白(Jokhusabaek; extra point) : 발바닥, 발바닥 정중선과 가쪽복사 융기(prominence of the later-al malleolus)와 발꿈치힘줄(calcaneal tendon) 사이의 오목한 곳에서 수직으로 내려온 선과 만나는 곳

(2) 足前四白(Jokjeonsabaek; extra point) : 발바닥, 足後四白에서 앞으로 3寸

2) 解剖

(1) 足前四白(Jokjeonsabaek; extra point)

① 근육: 발바닥널힘줄(足蹠腱膜, plantar aponeurosis), 짧은발가락굽힘근(短趾屈筋, flexor digitorum brevis m.), 발바닥네모근(足蹠方形筋, quadratus plantae m.)

② 신경: 가쪽발바닥신경(lateral plantar n.)

③ 혈관: 가쪽발바닥동·정맥(lateral plantar a. & v.)

(2) 足後四白(Jokhusabaek; extra point)

① 신경: 정강신경의 안쪽발꿈치가지(脛骨神經의 內側踵骨分枝, medial calcaneal br. of tibial n.)

② 혈관: 뒤정강동·정맥의 안쪽발꿈치가지(後脛骨動脈의 內側踵骨分枝, medial calcaneal br. of pos-terior tibial a. & v.)

3) 主治

① 탈항, 야뇨증, 두통

② 소아 경궐(驚厥), 편탄(偏癱), 뇌척수막염

③ 족하수(足下垂)

④ 소아 토유(吐乳)

4) 鍼法

足前四白에서 足後四白까지 피하지방층에 투자(透刺), 6cm 매선침으로 시술한다. 침이 심부로 들어가지 않도록 주의한다.

▶ 參考

① 족저근막염에 응용이 가능하다. 족저근막염으로 인한 압통이 심한 부위를 찾아 본 시술방법과 유사하게 4cm의 매선침을 시술한다.

② 발바닥은 피부가 두꺼운 점을 고려하여 피하지방층에 정확히 시술한다. 너무 천층(피부)에 시술하면 시술 후 1-2주 경과 시점에 시술부위 피부가 각질화 되는 경우가 발생된다. 이때 보행시 체중이 가해지면 통증이 심하게 유발되나 1주 정도 경과하면 자연 소실된다.

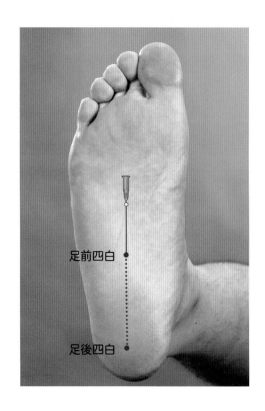

足前四白

足後四白

27. 外曲泉 透 內曲泉
(Oegokcheon; extra point ⇒ Naegokcheon; extra point)

1) 取穴

(1) 外曲泉(Oegokcheon; extra point) : 발 가쪽면, 발바닥 정중선과 가쪽복사 융기(prominence of the lateral malleolus)와 발꿈치힘줄(calcaneal tendon) 사이의 오목한 곳에서 수직으로 내려온 선과 만나는 곳에서 앞으로 3寸 떨어진 곳에서 종아리뼈 쪽 赤白肉際

(2) 內曲泉(Naegokcheon; extra point) : 발바닥, 발바닥 정중선과 가쪽복사 융기(prominence of the lateral malleolus)와 발꿈치힘줄(calcaneal tendon) 사이의 오목한 곳에서 수직으로 내려온 선과 만나는 곳에서 앞으로 3寸 떨어진 곳에서 정강이뼈 쪽 赤白肉際

2) 解剖

(1) 外曲泉(Oegokcheon; extra point)
   ① 근육: 새끼벌림근(小趾外轉筋, abductor digiti minimi m.), 짧은새끼굽힘근(短小趾屈筋, flexor digiti minimi brevis m.)
   ② 신경: 가쪽발등피부신경(外側足背皮神經, lateral dorsal cutaneous n.)
   ③ 혈관: 등쪽발허리동·정맥(背側中足動·靜脈, dorsal metatarsal a. & v.)

(2) 內曲泉(Naegokcheon; extra point)
   ① 근육: 엄지벌림근(拇趾外轉筋, abductor hallucis m.)
   ② 신경: 두렁신경의 가지(伏在神經의 枝, br. of saphenous n.), 얕은종아리신경의 가지(淺腓骨神經의 枝, br. of superficial peroneal n.), 고유바닥쪽발가락신경(固有趾側趾神經, proper plantar digital n.)
   ③ 혈관: 안쪽발바닥동맥의 얕은가지(內側足距動脈의 淺枝, superficial br. of medial plantar a.), 안쪽발목동맥의 가지(內側足根動脈의 枝, br. of medial tarsal a.), 등쪽발허리정맥(背側中足靜脈, dorsal metatarsal v.)

3) 主治

   ① 족의 외반(外反) 및 내반(內反), 하지마비

4) 鍼法

발바닥의 外曲泉에서 內曲泉까지 피하지방층에 투자(透刺), 6cm 매선침으로 시술한다.

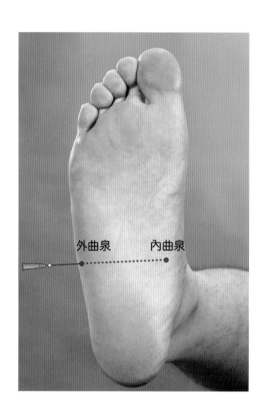

外曲泉　　　內曲泉

혈명색인

혈명색인

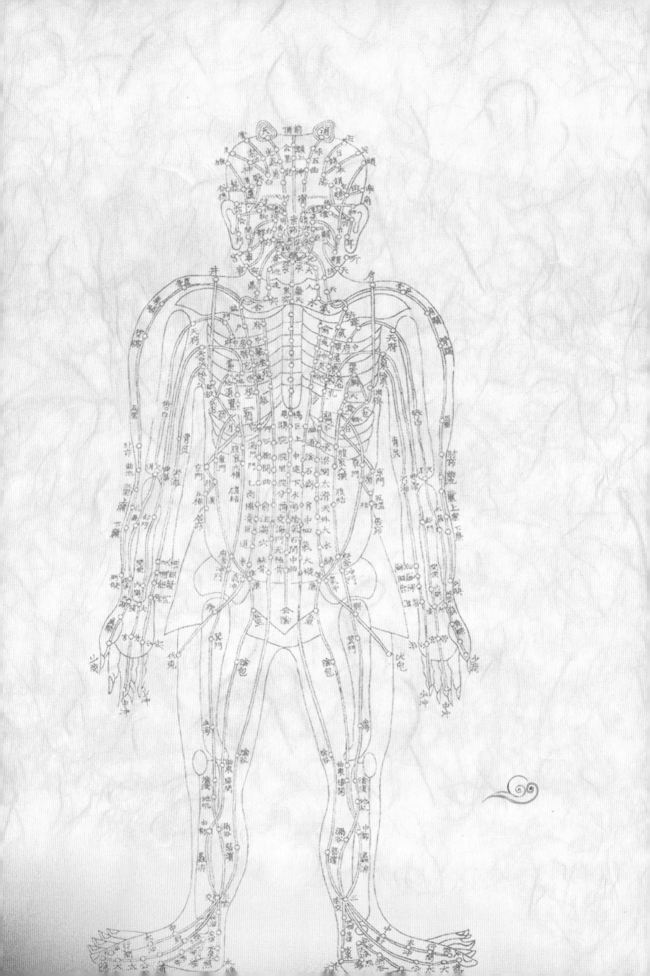

참고문헌

참고문헌

1. 대한침구의학회 교재편찬위원회, 침구의학, 집문당, 서울, 2012.
2. 전국한의과대학 한의학전문대학원 경락경혈학 교재편찬위원회, 대학경락경혈학각론, 종려나무출판사, 대전, 2012.
3. 鍼灸透穴與集合穴, 啓業書局印行, 臺北, 1983.
4. 鄭祥容, 溫木生, 埋線療法 治百病, 人民軍醫出版社, 北京, 2006.
5. 楊甲三 外, 中國鍼灸大辭典, 北京體育學院出版社, 北京, 1988.
6. 윤정현, 김상섭, 김대일, 물리적 자극을 이용한 재생의학 녹는 실, 도서출판 엠디월드, 서울, 2012.